AF312658

Docteur **DÉSORMEAUX**

De l'Académie de Médecine

PROFESSEUR DE MÉDECINE LÉGALE

L'AVORTEMENT

Causes naturelles

Manœuvres Criminelles

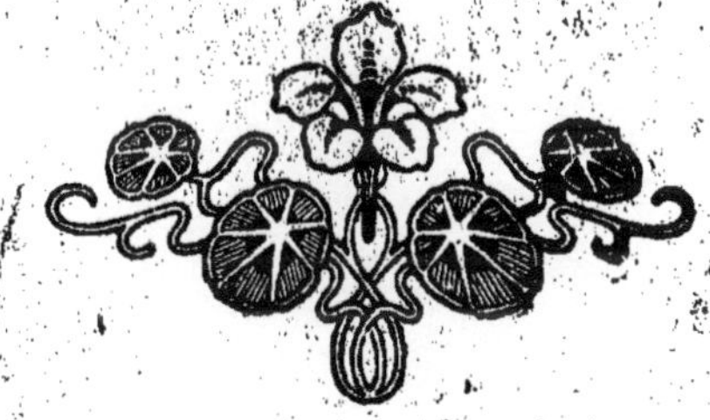

PARIS

LIBRAIRIE P. FORT

CHAUBARD, Successeur

19, rue du Temple (4ᵉ arrᵗ)

L'AVORTEMENT

Docteur DÉSORMEAUX

De l'Académie de Médecine

PROFESSEUR DE MÉDECINE LÉGALE

L'AVORTEMENT

Causes naturelles

Manœuvres Criminelles

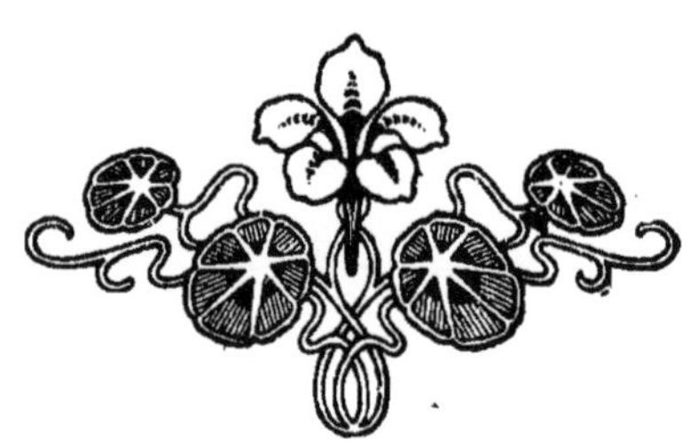

PARIS

LIBRAIRIE P. FORT

L. CHAUBARD, Successeur

19, rue du Temple (4e arrt)

—

L'AVORTEMENT

DE LA CONCEPTION

La conception résulte de la fécondité de la copulation et d'une plénitude de ces circonstances, telle que la liqueur prolifique éjaculée par l'homme, pénètre dans l'utérus, progresse dans les trompes jusqu'à l'ovaire, où elle anime le germe qui se détache ensuite et est porté par ces mêmes trompes dans l'appareil affecté à la génération, c'est-à-dire, la matrice.

Tous ces effets et ces mouvements d'ailleurs sous l'influence d'une sensibilité profonde et intérieure dont les développements variés offrent dans diverses circonstances une foule de nuances et de degrés, depuis l'émotion obscure et à peine reconnue, jusqu'aux ravissements et à l'extase de la plus pure volupté.

On a rapporté des exemples de conception pendant un état léthargique ou de mort apparente, ce qui prouve que la femme peut contribuer à la génération sans éprouver la moindre émotion voluptueuse. Dans le plus grand nombre de cas, l'organe mâle ne pénètre pas jusqu'au col de la matrice pour déterminer la fécondation, qu'il peut même opérer sans franchir l'orifice du canal vaginal et sans porter atteinte à la membrane qui en ferme l'entrée, c'est-à-dire l'hymen. Il suffit pour que la conception ait lieu, qu'une partie, même infinitésimale du sperme soit retenue et absorbée par une sorte de spasme ou de ressérement du canal vaginal et du col de l'utérus.

Examinons maintenant ce que fournit la femme dans le phénomène de la conception :

C'est des ovaires que provient cette matière quelle qu'elle soit. Les ovaires sont en effet, dans le sexe féminin, les analogues des testicules dans le sexe mâle ; leur ablation rend aussi les animaux stériles. Ce qui fournit l'ovaire est un œuf. Les expériences de Graaf vont nous apprendre ce qui se passe, elles ont été pratiquées sur des lapins : — Dans les premières heures qui suivent l'accouplement, rien, dit-il, n'est encore apparent ; les cornes de la matrice paraissent seulement un peu plus rouges à la sixième heure, les enveloppes des ovaires semblent elles-mêmes acquérir une rougeur qui augmente par degrés au bout d'un jour, trois vésicules à l'un des ovaires, cinq à l'autre, paraissent altérées et sont devenues à peu près rouges. Après vingt-sept, quarante heures les cornes de la matrice et leurs conduits ont acquis beaucoup de rougeur et l'un des conduits s'est appliqué sur l'ovaire correspondant. Après trois jours, une des vésicules est dans le conduit et deux sont déjà dans la corne droite de la matrice. Au quatrième jour l'ovaire n'offre plus qu'une espèce d'enveloppe. L'ovule a passé dans la matrice, il y a grossi, et au septième jour il contracte adhérence avec elle. Au neuvième jour dans un point de la liqueur claire qui remplit l'œuf, commence à se montrer un point nuageux qui se prononce de plus en plus. Au dixième, ce point a la forme d'un petit vers et au onzième on distingue nettement en lui l'embryon.

Ainsi donc, comme nous l'avons dit, le sperme porté par la trompe dans l'ovaire, a touché une ou plusieurs vésicules de cet organe, que par suite, ces vésicules se sont gonflées d'abord, puis ont brisé leur enveloppe pour laisser échapper un corps, qu'on considère comme un œuf et qui est conduit dans l'utérus pour y être le rudiment d'un individu nouveau. Puisque c'est à l'ovaire que se fait la conception, et dans la matrice qu'a lieu la grossesse et qu'il n'y a que la trompe ou corne qui puisse conduire l'un de ces organes à l'autre, il faut bien admettre que ce canal porte, dans le premier temps le sperme de la matrice à l'ovaire, et dans le second temps, l'ovule de l'ovaire à la matrice ; on a d'ailleurs des preuves directes.

Tels sont les faits qui prouvent quelle est la part de la femme dans l'acte de la génération ; mais quel est le principe fécondant du sperme ? Comment ce fluide agit-il, sur l'ovule pour qu'il en résulte la formation d'un individu nouveau ?

La partie solide du sperme est constituée en grande partie par ce qu'on appelle des spermatozoïdes, ces animalcules constituent seuls le germe fécondant, mais quant à pénétrer la nature du phénomène fécondant ui-même, il n'est permis que d'émettre des hypothèses.

La conception est un acte qui s'accomplit sourdement, sans qu'on l'aperçoive, et indépendamment de toute volonté. Quelques femmes prétendent avoir reconnu à un frisson, à une douleur à l'ombilic, à un trouble quelconque, qu'elles deviennent mères, mais indépendamment ces signes prétendus sont des plus vagues, le plus souvent la conception se fait sans qu'on sente rien ; la volonté ne peut rien, non plus sur elle. Telle femme qui désire des enfants ne peut en avoir et telle autre devient enceinte à chaque rapprochement. La même ignorance où l'on est sur les phénomènes qui se passent, s'étend aux circonstances qui font qu'elle a lieu ou n'a pas lieu.

L'ovule et le sperme abandonnés à eux-mêmes dans les voies génitales de la femme, c'est-à-dire hors de l'ovaire et des molécules séminales finissent par se désagréger. Chez presque toutes les femmes, une partie du sperme éjaculé par l'organe viril, est ramené à la vulve et s'écoule au dehors par suite du retrait des parties vaginales. Cette rejection est bien plus considérable quand les femmes se placent debout après le coït que si elle demeurent couchées, surtout avec le relèvement du bassin et des cuisses. Dans tous les cas, du reste, il y a assez du sperme retenu à la surface du col de l'utérus et dans les replis du vagin pour que la fécondation ait lieu, si toutefois la progression des spermatozoïdes n'est pas empêchée dans l'utérus et dans les trompes, si le mucus de ces organes n'est pas dans quelque état morbide déterminant la mort des spermatozoïdes.

Chez la femme, la rupture de l'ovaire amenant promptement la cessation des règles, ce ne peut être qu'immédiatement après celles-ci que la fécondation s'effectue. On a toujours constaté ce fait; c'est après les règles que la conception se fait avec le plus de facilité. Elle doit avoir lieu aussitôt après la sortie de l'œuf, dans le cas du coït pratiqué peu d'heures avant ou après le début des règles.

Vu le temps que les spermatozoïdes mettent pour atteindre le pavillon des trompes, la fécondation ne peut avoir lieu que dix ou vingt heures, au plus tôt, après la fin des menstrues, en supposant que le coït ait été pratiqué aussitôt que celles-ci ont fini, et ainsi de suite à compter de l'heure de cette action. Il est à remarquer que c'est la turgescence de l'ovaire et de tous les organes génitaux, précédant et amenant les règles, qui provoque le désir et le besoin génésique du coït et que celui-ci manque rarement d'être pratiqué dans ces conditions, du moins chez les animaux, mais les choses peuvent se passer de même chez la femme.

C'est le coït qui précéde les règles qui donne les spermatozoïdes qui fécondent l'ovule sortant à la fin de celles-ci. Le sang des règles ne tuant pas les spermatozoïdes, on comprend qu'il ne les empêche pas de progresser dans les trompes.

II

DE LA GROSSESSE

Au sentiment d'un état intérieur insolite, à quelque altération dans les idées, tels que des inquiétudes vagues, des douleurs dans les régions ombicales, des dégoûts involontaires; à un spasme général caractérisé par des frissonnements; à une tuméfaction spasmodique de l'abdomen, accompagnée d'une grande sensibilité; de pâleur, de tristesse et d'anxiété, à un trouble, enfin, de la digestion exprimé surtout par des nausées et de fréquents vomissements, la femme peut se croire enceinte, et la suppression totale des règles, jointe à l'augmentation du ventre et au gonflement des seins, vient accroître tous les pressentiments, que les mouvements de l'enfant, vers la fin du quatrième mois, peuvent seuls, cependant tourner en certitude.

On a dit que le coït fécond, la conception, a lieu, ou peut être présumée, quand l'homme et la femme ont joui en même temps, quand tous deux ont ressenti un plaisir plus vif qu'à l'ordinaire, par le contact plus immédiat des parties sexuelles et un spasme mutuel, instantané qui peuvent le faire distinguer du sentiment ordinaire qui est la suite de la copulation infructueuse ; mais ces assertions sont sans fondement, la conception peut avoir lieu sans que la femme éprouve la moindre jouissance.

De tous les signes rationnels de la grossesse, celui qui d'abord éveille l'attention des femmes, est sans aucun doute la cessation des règles. En effet, toute les fois qu'une femme bien constituée, bien portante, habituellement bien réglée, s'est mise dans l'état de concevoir, elle éprouve, sans autre cause connue, une suppression de ses menstrues, qui n'est suivie d'aucune altération notable de la santé, il y a, sinon certitude, du moins, une très grande probabilité en faveur de la grossesse.

Il faut observer que chez toutes les femmes le flux menstruel ne suit pas toujours la marche septenaire. Les unes sont réglées deux fois par mois, et ce sont celles qui ordinairement vivent dans l'oisiveté, se nourrissent abondamment et s'abandonnent à tous les excès de la volupté.

D'autres ont des évacuations périodiques séparées par des périodes de cinq à six semaines.

Plusieurs femmes sont réglées pendant le premier mois de la gestation : Moriceau raconte qu'une femme qui fut pendue à Paris, portait dans son sein, un fœtus de cinq mois, ce dont on s'assura par l'ouverture du cadavre. Elle avait déclaré sa grossesse, mais on ne la crut pas, parce qu'elle était réglée.

Dubois rapporte deux cas de règles pendant la grossesse. Chez la première femme, l'écoulement menstruel a eu lieu les six premiers mois, mais en petite quantité et pendant deux ou trois jours et un peu plus pâle que d'habitude. Il en fut de même chez la deuxième qui affirma que sa mère et quelques-unes de ses tantes ont été dans le même cas.

Ainsi donc le défaut d'apparition des règles n'est pas toujours un signe certain de grossesse, comme leur présence n'est pas toujours une preuve négative.

Les nausées et les vomissements à jeun, le matin au moment du réveil, le dégoût de certains aliments et boissons, la viande notamment, le bouillon et le vin, comptent parmi les phénomènes les plus fréquents, mais peuvent être provoqués par les causes les plus diverses.

La salivation abondante chez une femme qui n'y est pas sujette, et qui ne peut être attribuée à une cause certaine, a tout autant de signification que le dégoût.

La simple saillie du ventre, qui est pour le public une des suppositions les plus hasardées, est un des signes les plus trompeurs, puisqu'un grand nombre de causes étrangères à la grossesse peuvent occasionner la distension de l'abdomen.

En résumé, de tous les signes incertains, ceux qui peuvent avoir le plus de valeur, sont les vomissements matinaux et les autres dérangements de la digestion.

Parmi les signes probables, il faut citer la suppression des règles, comme nous l'avons déjà dit. Cependant un retard de quelques jours ne permet pas encore les soupçons bien fondés. Tandis qu'une deuxième suppression fortifie la probabilité. D'un autre côté on admet généralement qu'une femme enceinte, peut continuer d'être réglée plus ou moins exactement pendant les premiers temps de la grossesse.

Les modifications qui surviennent aux mamelles peuvent être considérées comme signe important, à la condition que ces changements persistent et progressent.

Un signe absolument certain, sont les mouvements du fœtus.

En résumé la grossesse est toujours problématique pendant les trois premiers mois. Les signes incertains sont nombreux, mais trop souvent trompeurs, si on ne peut y ajouter quelques-uns de ceux qui ont une valeur probable.

III

L'AVORTEMENT SPONTANÉ

L'avortement que l'on nomme aussi *fausse couche*, est une blessure qui peut avoir lieu à toutes les époques de la grossesse, cependant il est beaucoup plus fréquent pendant les deux premiers mois, soit que cela dépende, comme on l'a généralement pensé, à ce qu'alors les adhérences de l'œuf à la matrice soient moins forts, soit que l'afflux plus abondant du sang vers l'utérus et l'effort hémorrhagique plus marqué aux époques menstruelles en soient la cause la plus ordinaire.

L'observation prouve aussi que le nombre des fœtus abortifs du sexe féminin est plus grand que celui des fœtus mâles, sans qu'il soit possible d'en déterminer la cause.

Les causes de l'avortement, doivent comme celles de l'accouchement, être distinguées en *efficientes* et *déterminantes*. La cause efficiente est également la contraction de la matrice aidée de celle des muscles qui forment les parois mobiles de l'abdomen. Les causes déterminantes diffèrent essentiellement, dans la plupart des cas, de celles de l'accouchement quoiqu'elles n'agissent comme celles-ci, qu'en disposant ou excitant la matrice à se contracter. Sous ce point de vue, elles sont *prédisposantes* ou *occasionnelles*, dont le concours toujours nécessaire pour qu'elles produisent leur effet. Ainsi on voit souvent exister une prédisposition si grande à l'avortement, qu'il survient sans cause occasionnelle, et alors on l'appelle *spontané*. Dans certains cas, l'action de la cause occasionnelle la plus légère, telle qu'une mauvaise odeur, une émotion à peine remarquable, ou

un mouvement peu étendu des bras, a suffi
pour le déterminer; tandis que dans les circonstances opposées, il n'a pas eu lieu, malgré l'action des causes occasionnelles. Le
Dr Moriceau raconte qu'une femme enceinte
de sept mois, voulant échapper à l'incendie
de son appartement, se laissait glisser le long
des draps attachés les uns aux autres; la
frayeur lui fit lâcher prise, et elle tomba d'un
troisième étage sur des pierres. Elle se frac-
tura l'avant-bras; mais ni cette frayeur excessive, ni cette chate si grave, ne produisirent
l'avortement. Cependant les causes occasionnelles seules ont aussi, dans beaucoup de
cas, déterminé l'avortement.

Des causes prédisposantes, les unes sont
propres à la mère, les autres au fœtus. Les
premières se rapportent à un état particulier
de la matrice ou à une certaine manière d'être
de toute la constitution, dont l'influence se
porte soit sur la matrice, soit sur la conception elle-même. Ainsi, on range au nombre

de ces causes la trop grande rigidité des fibres du corps de l'utérus et la résistance qu'elles apportent à la dilatation ; la contractilité et la sensibilité trop grande de cet organe, la faiblesse du col ; l'atonie de la matrice, soit inée, soit produite par un mauvais accouchement précédent. Ces causes produisent souvent des avortements qui se renouvellent à peu près à la même époque de la grossesse et que, pour cela, quelques auteurs ont appelés périodiques.

On doit comprendre dans cette catégorie de causes les tumeurs de la matrice, l'hydropisie, le cancer, etc.

Parmi celles qui tiennent à la constitution en général, il faut compter une certaine altération par l'action de la constitution atmosphérique, unique cause à laquelle on puisse attribuer les avortements épidémiques dont parlent plusieurs auteurs. Le tempérament sanguin, la pléthore et une disposition aux hémorrhagies souvent indépendante de ces deux états, une menstruation abondante, irrégulière, une grande faiblesse, une sensibilité excessive, la syphilis, l'hystérie et d'autres maladies chroniques; la conformation vicieuse du bassin, une disposition héréditaire; enfin, l'habitude amenée par des avortements antérieurs, même dûs à des causes purement accidentelles. Les veilles, le manque de nourriture, l'étroitesse des vêtements, et surtout de ceux qui serrent l'abdomen, sont encore des causes prédisposantes, dont la manière d'agir est facile à apprécier.

Les causes prédisposantes qui dépendent du fœtus ont rapport au fœtus lui-même et à ses annexes. Elles agissent, soit en causant la mort du fœtus, qui devient alors un corps étranger, dont la matrice se débarrasse plus ou moins promptement, soit en s'opposant à son développement, de sorte qu'il ne consomme plus une suffisante quantité de sang et que ce fluide, s'accumulant dans les vaisseaux de la matrice, y forme une congestion, soit en interceptant ou rendant difficile le passage du sang, ce qui amène le même résultat. Ainsi, d'après des observations, on admet que l'avortement peut succéder à des causes telles que la faiblesse du fœtus, sa conformation monstrueuse et ses maladies ; sa faible adhérence du placenta à la surface de la matrice, son implantation sur le col de cet organe, son défaut de proportion avec le volume du fœtus, le manque de cordon ombilical, sa trop grande brièveté ou son excessive longueur, en même temps qu'il serait contourné autour du cou ou d'un membre, son desséchement, les nœuds ou les adhérences qui s'opposent au cours du sang, etc.

Les causes occasionnelles sont très nombreuses et on ne peut guère se flatter d'en présenter une énumération complète. En effet, il est à peine quelques circonstances dans la vie que l'on ait vu être suivies d'avortement. Ces causes sont : les maladies

aiguës, telles que les fièvres, les inflammations et surtout celles de la matrice, la diar-
rhée, les coliques, la constipation, les convulsions, effets de l'hystérie, de l'épilepsie,
une douleur vive, le chagrin, la colère, la
frayeur, et même l'excès de joie, l'impression
des odeurs, l'asphyxie, le coït, les mouvements violents, les efforts, les secousses,
telles que celles qu'on éprouve dans une voiture, à cheval ou en dansant, et celles qui
résultent du rire, des cris immodérés de la
toux et du vomissement, les chutes, les coups
sur les lombes et l'abdomen, l'usage de forts
purgatifs, les bains de pieds, les saignées
abondantes, surtout celles du pied, les mouvements convulsifs du fœtus, la rupture
du cordon ombilical, celle des membranes.
Une secousse ou une compression de la
matrice peuvent encore produire immédiatement la rupture du cordon ombilical ou des
membranes.

Le plus souvent, les causes occasionnelles

produisent une congestion dans les vaisseaux de la matrice, laquelle est bientôt suivie d'hémorrhagie, et par cela même du décolement du placenta, ou détermine la contraction de l'utérus par le sentiment inconnu qu'elle fait naître.

D'autres de ces causes excitent dans les fibres des contractions spasmodiques qui se communiquent sympatiquement à l'utérus; enfin, d'autres portent leur action sur le fœtus lui-même. Ainsi, très souvent, une vive affection de l'âme chez la mère est suivie mmédiatement de mouvements convulsifs du fœtus et de sa mort.

Ce que nous venons de dire sur les causes occasionnelles peut s'appliquer à l'emploi des moyens abortifs et servir à expliquer leur manière d'agir. Ces moyens sont la saignée, les pédivuies, les vomitifs, les purgatifs, les cinénagogues et certaines manœuvres pour rompre les membranes de l'œuf.

Il s'en faut de beaucoup que ces moyens

aient constamment les effets qu'on en attendait. Les auteurs sont remplis d'observations qui prouvent l'innocuité des pédivules et de la saignée. Moriceau rapporte qu'une femme enceinte fut saignée dix fois au pied, sans avorter, et qu'une autre également n'avorta pas, malgré les saignées abondantes du pied et du bras et l'usage des vomitifs prescrits pour remédier à une apoplexie.

On a été souvent témoin que des purgatifs diastiques, pris dans une intention criminelle de procurer l'avortement, ont causé des péritonites, des entérites, des convulsions et souvent la mort, sans déterminer l'expulsion du fœtus.

Les éménagogues et autres moyens destinés à provoquer les règles, soit à déterminer des contractions, sont tous des substances éminemment acres et leur usage a déterminé des résultats semblables. Nous parlerons plus loin de ces divers moyens.

L'HOMME, CAUSE D'AVORTEMENT

Il est une source de prédisposition à l'avortement, qui est peu soupçonnée, c'est le père. Tout d'abord il ne semble pas que, dans son rôle éphémère, l'homme puisse être la cause d'une fausse couche, qui aura lieu seulement dans deux ou trois mois ; le fait est pourtant exact. La preuve de cette proposition que ces femmes qui avortent à toutes leurs grossesses, pendant un premier mariage, et qui deviennent veuves, puis remariées à nouveau, mènent heureusement à terme plusieurs autres grossesses.

Le père est la cause d'un avortement de deux manières : Par sa constitution et par ses états morbides.

Les hommes qui engendrent trop jeunes et ceux qui font cet acte trop vieux, fécon-

dent un germe qui arrive rarement à terme.
On comprend, dans une certaine mesure,
cette donnée fournie par l'observation. En
effet, pour remplir convenablement sa fonc-
tion, le germe mâle doit avoir toutes ses
qualités ; s'il est trop jeune, il anime l'ovule
femelle, mais il ne lui communique pas assez de propriétés pour que le fœtus qui en
résulte puisse résister pendant le temps nécessaire à son évolution complète ; de même,
s'il est trop vieux, peut-être engendrera-t-il,
mais il donne le souffle à un embryon qui
n'aura pas la vitalité nécessaire pour se dé-
velopper jusqu'à terme.

S'il est vrai qu'un certain nombre de
vieillards ait fait des enfants vigoureux avec
de jeunes femmes, encore faudrait-il prou-
ver qu'ils sont les véritables pères ?

De toutes les maladies du père, la vérole
est celle qui exerce sur la marche de la
grossesse l'influence la plus funeste. Le
fœtus, engendré par un sperme vicié par la

syphilis, succombe pendant les premiers mois de son évolution et est expulsé sans qu'il soit indispensable que la mère ait été elle-même infectée de vérole.

I V

AVORTEMENT MÉDICAL

Si, dans certaines circonstances, la loi ne condamne pas l'avortement provoqué par le médecin, celui-ci ne doit cependant pas se croire à l'abri de la répression et abuser de la latitude qui lui est donnée. Ce n'est donc que dans des cas extrêmes que le médecin a le droit de provoquer l'expulsion du fœtus.

Les rétrécissements du bassin, qui ne permettent pas le passage à l'enfant, sont des indications formelles à l'avortement provoqué. Cette opération, en effet, sauve la mère, tandis que si on laisse la grossesse se poursuivre, de toute façon on aura un enfant mort et les manœuvres qui deviendront nécessaires pour son extraction compromettront gravement l'existence de la femme.

Les tumeurs qui occupent l'intérieur de la matrice et que l'on ne peut déplacer ou enlever et qui, par leur volume, constituent un obstacle insurmontable au passage du fœtus viable sont encore des conditions qui, de rigueur, ordonnent l'avortement provoqué.

Les hémorragies utérines, qui mettent en danger les jours de la femme et dont aucun moyen rationnel n'a pu triompher, trouvent dans l'évacuation de la matrice, déterminée par le médecin, un procédé presque infaillible de les arrêter.

Les procédés employés pour procurer l'avortement sont multiples et variés selon les circonstances. La perforation des membranes, même pratiquée légalement par un homme qui s'y entend, est une méthode

dangereuse. Elle procure certainement la
fausse couche, mais alors, l'œuf ne sortant pas entier, la délivrance reste plus
difficile et expose la femme aux accidents sérieux qui accompagnent la rétention
du placenta. De plus, ce procédé expose à
léser les organes maternels. La manière
d'opérer est la même que celle mise en
usage par les dames grecques et, plus tard,
par les dames romaines, surtout à l'époque
de la décadence, plus flattées d'avoir un
ventre sans rides que de mettre au monde
des enfants.

Voici comment on le met en pratique ; la
femme est couchée sur le bord d'un lit, les
cuisses écartées ; à l'aide d'un ou deux
doigts de la main gauche, on cherche le col
utérin ; tenant d'autre part l'instrument per-
forateur de la main droite, on l'introduit à
travers l'orifice et on perce directement les
frêles enveloppes de l'œuf. L'opération est
rendue plus commode par le secours du

spéculum qui éclaire la voie et qui sert à diriger l'instrument ; il y a aussi moins de danger de léser les organes maternels, accidents auxquels s'exposent les sages-femmes ignorantes, qui, dans un but criminel, sans connaissances et sans précautions, provoquent l'avortement avec des instruments grossiers, qui varient depuis une tringle de rideau jusqu'à une broche à volaille !

Ce procédé d'avortement, par ponction, offrant de grands inconvénients, on peut solliciter la contraction de la matrice en maintenant dans l'intérieur du col de la matrice un corps étranger qui fait à la fois agir comme irritant et comme dilatateur, sans intéresser l'œuf.

Ce procédé consiste dans l'introduction d'une éponge préparée, dite à la ficelle, mais cette introduction n'est pas toujours facile et demande certaines précautions. Quelque temps à l'avance, on prépare la femme à l'opération à l'aide d'injections émollientes répétées ; au jour fixé, après avoir vidé la vessie et le rectum, on fait coucher la malade sur le bord d'un lit, les cuisses écartées, les pieds reposant sur deux chaises. L'opérateur, avec un ou plusieurs doigts de la main gauche, cherche la position du col de l'utérus qu'il ramène en ligne droite, autant que possible, dans le cas où il serait dévié ; à l'aide d'une longue pince, sa main droite saisit le cône d'éponge préparée et glissant celui-ci sur le doigt conducteur, il l'introduit dans l'orifice du col (ce qui n'est pas toujours aisé). Il pousse doucement, pendant quelques minutes, l'éponge qui s'engage dans le col et, pour la maintenir en place, il dispose dans le vagin une grosse éponge humide ou de la ouate hydrophile enduite de vaseline.

Une méthode plus pratique est celle indiquée par le Dr Keivisch, ce sont les douches tièdes projetées dans le col utérin.

Ces irrigations doivent être faites pendant dix ou quinze minutes, avec un courant d'eau à 40° centigrades environ. Ces injections doivent être répétées trois ou quatre fois par jour. Le nombre de douches qui est nécessaire pour faire contracter la matrice est très variable, à cause des nuances infinies que présente l'irritabilité du col, quelquefois il est nécessaire d'opérer pendant sept et huit jours.

En résumé, lorsqu'il s'agit d'accouchements prématurés, le précepte est d'opérer le plus tard possible, car les chances de vie pour l'enfant sont d'autant plus sérieuses que son séjour dans le sein de sa mère aura été plus prolongé ; mais en ce qui concerne l'avortement, les intérêts de la mère doivent passer avant toute considération.

Il est recommandé de ne pas opérer du troisième au cinquième mois de la grossesse, époque on la délivrance est rendue dangereuse par la difficulté qu'éprouve le placenta à se dégager.

Après quatre mois, les douches utérines ne sont plus suffisantes pour faire avorter, et l'emploi de l'éponge est excessivement difficile à pratiquer. Les seuls moyens sont la ponction de l'œuf ou le décollement de la membrane à l'aide d'une sonde.

V

LES PHÉNOMÈNES DE L'AVORTEMENT

Les phénomènes de l'avortement varient
suivant l'époque de la grossesse où il survient et de la nature des causes qui le produisent.

Dans les deux premiers mois de la grossesse, il arrive quelquefois que l'œuf, qui
est encore d'un petit volume, est expulsé
entier et sans douleur, sans hémorrhagie
remarquable. Le plus souvent, cependant,
il y a des douleurs et des pertes de sang
accompagnées de caillots dans lesquels
l'ovule peut se trouver enveloppé et échap-

per à un examen peu attentif. Ce qui a surtout lieu lorsque, les membranes étant rompues, l'embryon sort isolé du placenta. Aussi les femmes croient assez fréquemment n'avoir eu qu'un retard suivi d'un retour douloureux et abondant des règles, tandis qu'elles ont eu réellement un avortement.

A mesure que la gestation avance, et que le volume du fœtus augmente, les douleurs et l'hémorrhagie qui accompagne l'avortement sont de plus en plus considérables et il est à remarquer que cette hémorrhagie est en général plus forte que celle qui accompagne l'accouchement au terme naturel.

L'avortement qui est produit par des maladies chroniques, ou par des causes qui ont agi lentement, offre ordinairement les symptômes suivants : horripilation et frissons suivis de chaleur, inappétence, nausées, soif, douleurs dans les lombes, lassitudes, palpitations, refroidissement des extrémités, abattement, tristesse, pâleur, tuméfaction et lividité des paupières, perte de l'éclat des yeux, fétidité de l'haleine, sentiment de faiblesse dans l'abdomen, de froid vers le pubis, de pesanteur vers l'anus et la vulve, affaissement et flaccidité des mamelles qui laissent échapper de la sérosité, écoulement par le vagin d'une humeur sanieuse, puis sanguignolente, et ensuite d'un sang liquide ou grumeux, décroissement des mouvements du fœtus qui cessent bientôt, douleurs utérines de plus en plus vives, et enfin expulsion des eaux et du fœtus, puis, après un temps plus ou moins long, sortie du placenta. Le plus souvent ce n'est qu'alors que cesse l'écoulement du sang.

L'avortement qui a lieu par effet de causes occasionnelles puissantes, est précédé quelquefois de douleurs et de pesanteur dans les lombes, de sentiment d'un poids insolite sur la partie supérieure du vagin, de frisson. Dès le commencement, on voit souvent paraître un peu de sang, suivi d'un écoulement de sérosité sanguignolente qui, quelque temps avant l'avortement, dégénère en une grave hémorrhagie. D'autres fois, l'action de la cause est immédiatement suivie d'une large effusion de sang, qui continue jusqu'à l'expulsion du fœtus et du délivre. Des douleurs fréquentes, lancinantes se développent dans l'abdomen et suivent la direction de l'ombilic à la vulve. La matrice devient alors le siège d'efforts expulsifs, et le fœtus est rejeté au dehors.

En général, les symptômes de l'avortement se rapprochent d'autant plus vivement de ceux de l'accouchement que le terme de la grossesse est plus avancé. Il en est de même pour ses suites, telles que l'écoulement des lochies, la sécrétion du lait et la fièvre laiteuse.

Il arrive quelquefois, et même jusque vers le milieu de la grossesse, que le fœtus soit enveloppé de ses membranes restées entières.

On voit aussi, dans les premiers mois, après
la rupture des membranes, le fœtus et le
placenta se décomposer et sortir sous forme
de sanie brunâtre et fœtide.

D'autres fois le placenta demeure attaché
aux parois de la matrice, continue de se
nourrir et de s'accroître et prend l'apparence d'une masse charnue, dans laquelle on
rencontre quelquefois des kystes; cela arrive, soit que le fœtus ait été expulsé, soit
qu'étant encore très petit et presque géla-
tineux à l'époque de sa mort, il se soit
dissous dans les eaux, ou qu'étant plus
enveloppé, il se soit conservé dans ce
liquide comme dans une saumure. Cette
dégénérescence du placenta forme ce
que l'on nomme *mole de génération*, et dont
le caractère est d'offrir une cavité tapis-
sée par une membrane libre, reste de
l'amnios.

Souvent le fœtus naît vivant; mais ses
organes imparfaits ne lui permettent pas de

poursuivre une existence qu'il ébauche à peine. Il meurt plus ou moins promptement, suivant le degré auquel son développement est parvenu et la fatigue qu'il a éprouvée pendant le travail de son expulsion.

Souvent aussi il cesse d'exister avant son expulsion. Il peut même arriver que la mort du fœtus ne soit pas suivie de l'avortement. Dans certains cas, il est conservé dans la matrice, jusqu'au terme de la grossesse et il est alors expulsé dans un état de ramollissement et de macération tout particulier, mais sans putréfaction. Dans d'autres cas, il se convertit en une substance analogue au *gras des cadavres*, se durcit, acquiert une consistance presque pierreuse et se conserve dans la matrice jusqu'à l'époque de la mort naturelle de la mère.

D'autres fois, après plusieurs mois, et même plusieurs années, l'utérus s'enflamme, suppure. Il se forme des abcès qui s'ouvrent à la surface de l'abdomen, dans l'intérieur

du conduit intestinal ou dans le vagin, et
donne issue au pus mêlé à la sanie résultant
de la décomposition des chairs et aux os
séparés par la putréfaction.

———————

VI

LE CRIME D'AVORTEMENT

Ce crime est commis le plus souvent par des jeunes filles que l'inexpérience ou l'inconduite a fait tomber dans une première faute, que la honte ou l'effronterie conduit au crime. Les coupables quelquefois sont des veuves, qui, pour sauvegarder leur réputation, détruisent dans leur sein le produit de jouissances illicites. Enfin, mais bien rarement, ce sont des femmes mariées, qui, redoutant les douleurs de l'enfantement à terme, anéantissent leur état de grossesse dès les premiers mois, ou que d'indignes maris abusent au point de les faire avorter souvent à leur insu.

Les filles riches, les femmes mariées dans certaines circonstances que l'on sait très bien, et les veuves dans tous les cas, ont grand intérêt à masquer leur état de grossesse et le crime d'avortement qu'elles vont consommer ; ainsi aidées par l'âge, l'expérience ou la fortune, elles prennent les plus minutieuses précautions et ne confient leur secret qu'à des personnes dont elles connaissent le triste talent et la discrétion ; tel est le motif pour lequel les coupables de cette classe échappent souvent à la justice.

Quant aux malheureuses filles de position infime, qui ont compromis leur honneur par un moment d'abandon, privées de conseils, d'instruction et de fortune, elles s'adressent à de villes créatures qui osent s'engager à rendre par le crime la paix de la conscience. Le marché n'est pas toujours conclu du premier coup, car la rétribution offerte est minime, ce n'est souvent qu'après avoir compté son malheur à plusieurs sages-femmes qu'elles en rencontrent une assez méprisable pour ne pas craindre d'exposer son propre honneur et d'avilir une noble profession. Toutes ces démarches, sans parler des nombreux accidents qui peuvent compliquer l'avortement provoqué dans de telles conditions, sont des circonstances bien faites pour éveiller les soupçons ; aussi les coupables que la justice poursuit, sont-elles le plus souvent de pauvres filles de 18 à 25 ans.

L'époque de la grossesse où l'avortement criminel est accompli de préférence s'étend du troisième au cinquième mois, c'est-à-dire à l'époque pendant laquelle l'avortement provoqué dans un but louable est contre-indiqué, car la délivrance offre les plus grands dangers. On s'explique cependant comment les choses se passent ainsi ; jusqu'à trois mois la femme coupable, n'ayant aucun signe certain d'un état qu'elle redoute, se contente de moyens innocents pour faire revenir ses règles ; après le cinquième mois, elle trouve dans les mouvements de son enfant un frein moral qui l'arrête et une consolation peut-être pour soutenir son courage éprouvé par plusieurs mois de cruels remords.

Lorsqu'une malheureuse après avoir entretenu des relations intimes avec un homme dans des conditions illicites, ne voit plus ses règles, lorsque ses seins se sont modifiés, lorsqu'elle à éprouvé tous les troubles de la gestation, lorsqu'enfin elle est assurée d'être enceinte, n'ayant pas le courage de sa position, elle nourrit dans son cœur, avec le remords, la pensée d'un crime qu'elle craint d'accomplir. Au moyen d'exercices violents, de marches forcées, ou à l'aide d'autres petits procédés, elle espère faire revenir ses règles tant désirées ; mais la nature inexorable déjoue ses tentatives, et, par l'évolution de phénomènes non trompeurs, elle vient lui donner la certitude de sa position, si elle doutait encore. Elle refuse vainement de comprendre cette sentence, elle hésite toujours. Enfin enhardie par la pensée d'un crime qu'elle croit avoir déjà en partie consommé, et cependant conserver son honneur en manquant à son devoir, elle se décide à confier son secret à une sage-femme, qui tout d'abord, lui conseille l'usage de certains médicaments réputés abortifs. Ces nouveaux moyens échouent à leur tour. Alors la position de la femme se caractérisant de jour en jour, la matrone consultée annonce, dans un langage expressif qu'une seule ressource subsite « décrocher l'enfant puisque rien n'a pu le faire couler. » La femme coupable se laisse facilement convaincre et se décide enfin à un parti extrême dont elle redoutait, à bon droit, les suites.

Moyens mécaniques. — Ce sont des manœuvres qui nécessitent toujours le concours d'une autre personne, mais cependant il n'est pas impossible que la femme fasse elle-même ces manœuvres.

Beaucoup de ces manœuvres sembleraient devoir exiger des connaissances anatomiques, pourtant ce ne sont pas toujours des sages-femmes qui ont recours à ces moyens. On voit fréquemment des personnes ordinaires se livrer à ces pratiques et elles arrivent à avoir une certaine habitude quand elles en font le métier.

Un des moyens mécaniques les plus brutaux et qui ne nécessite aucun aide, est la commotion violente du ventre, par des coups ou autre.

Tardieu rapporte le cas de ce paysan qui ayant rendu sa servante enceinte, la prit avec lui sur un cheval fougueux et dans le plus fort galop la lança violemment à terre, sans toutefois arriver à son but.

Hofman cite une jeune paysanne qui avait laissé tomber sur son ventre le battant d'une lourde porte dans le but de se faire avorter, sans pouvoir y réussir.

Il cite encore un autre cas : un paysan après avoir employé divers moyens internes pour provoquer l'avortement chez sa domestique qui était grosse de ses œuvres, la guetta et lui appliqua sur le ventre un violent coup de battoir; la douleur fit perdre connaissance à la fille, mais la grossesse ne fut pourtant pas interrompue, et l'accouchement survint au temps normal.

Un autre moyen mécanique moins violent et plus sûr de réussite consiste en frictions et pressions exercées systématiquement sur l'utérus à travers la paroi du ventre. On cite beaucoup de cas où l'avortement est survenu après des pressions énergiques répétées sur le bas ventre, mais ce n'est pas sans occasionner de terribles douleurs et sans danger, souvent la péritonite en est la suite.

L'Eponge préparée, c'est-à-dire séchée, fortement comprimée et réduite à un très petit volume est employée quelquefois comme moyen d'avortement. A cet effet elle est introduite dans le col de la matrice, qu'elle dilate à mesure qu'elle augmente de volume en s'imprégnant des fluides secrétés. Ce moyen encore n'est pas sans danger, l'application de l'éponge demande l'aide d'une tierce personne et nécessite des précautions particulières.

On a aussi cherché à provoquer l'avortement par l'introduction de *substances irritantes* dans les parties génitales.

Un individu, au rapport d'Hofman, prit deux gousses d'ail, y mit du poivre à l'endroit où le germe sort de la gousse, le plaça profondément dans le vagin, jusqu'au col de la matrice et introduisit une troisième dans l'anus de sa maîtresse, en recommandant à celle-ci de les laisser en place une demi-journée. Mais la femme ne put supporter la brûlure excessive et retira les gousses d'ail après une heure.

Toutes sortes de substances irritantes ont été employées en application sur le col de la matrice pour provoquer l'avortement, l'arsenic, le vert-de-gris ; on comprendra sans peine le danger de ces sortes de moyens.

Il a été observé un moyen irritant assez singulier, c'est celui d'un homme qui voulant faire avorter sa maîtresse avait eu l'idée de pratiquer le coït forcé ; aussi non seulement il se livra à l'acte sexuel deux à trois fois par jour sur cette femme, mais il avait encore amené un de ses amis qui dut cohabiter avec elle en sa présence.

Les Douches ou Injections internes. Si l'on fait, dit le Dr Kiwisck, toutes les trois ou quatre heures une injection d'eau tiède de de 15 minutes, les premières douleurs ne se montrent d'ordinaire que de trois à cinq jours après. Quelquefois on introduit dans les liquides à injecter des substances irritantes, Le Dr Gallard cite cet exemple :

« J'ai eu à faire avec M. Penonne, pharmacien en chef de la Pitié, dit-il, l'analyse d'une substance blanchâtre, un peu molle qui avait été ainsi employée. Cette substance n'est autre que du savon de Marseille. La matrone qui en faisait usage était une blanchisseuse, et elle se servait d'une seringue en étain, à canule courbe fort allongée. Elle avait eu soin d'enlever l'extrémité olivaire qui terminait la canule de cette seringue, destinée aux injections vaginales, et elle lui avait donné une extrémité pointue qui, tout en la rendant parfaitement impropre à l'usage auquel elle était primitivement destinée, en avait fait un instrument favorablement disposé pour que son extrémité pût être introduite dans l'orifice utérin. Ce ne sont pas seulement les injections intra-utérines auxquelles on a recours comme moyen abortif. Ceux qui se livrent à ces coupables manœuvres ont soin, de se tenir au courant de tous les progrès de la science et ils n'ignorent pas que les douches extra-utérines, que de simples injections vaginales, projetées avec une certaine force, suffisent pour déterminer l'avortement... Seulement ce moyen, qui est si facile à employer, que tout le monde a sous la main, et auquel il est si aisé d'avoir recours en dissimulant toute intention criminelle, n'aura jamais une grande vogue. En effet, il n'est efficace que dans les derniers mois de la grossesse ; c'est-à-dire à une époque où elle est assez apparente pour pourvoir être soupçonnée et pour qu'on s'aperçoive aisément de sa cessation ; à une époque où le fœtus a pris un assez grand développement pour qu'il devienne plus difficile de le faire disparaître. »

Le moyen le plus souvent employé dans la pratique criminelle des avortements est la ponction et la déchirure des enveloppes du fœtus par des instruments introduits par le col. Ce sont *les manœuvres mécaniques directes*.

La ponction de l'œuf, qui dans la pratique médicale a lieu par la sonde utérine ou par des instruments spéciaux, se fait dans les avortements criminels tantôt par ces mêmes instruments, tantôt avec toutes sortes d'instruments longs et pointus en forme de sonde, tels que des aiguilles à tricoter, des fils de fer, des baguettes pointues. Dans un cas, dit Tardieu, on a employé un fer à friser, dans un autre, dit Casper, des ciseaux.

Bien que cette méthode d'avortement ne semble possible qu'avec l'aide de quelqu'un, on a vu des cas où des femmes enceintes ont entrepris elle-même ces manœuvres abortives. Le Dr Graves rapporte un cas, dans lequel une femme a provoqué sur elle-même un avortement à l'aide d'une aiguille à tricoter. Il en cite un autre dans lequel une femme enceinte s'était introduite une baleine de papluie dans les parties génitales.

A propos des manœuvres pratiquées par un tiers, le Dr Tardieu a tracé le tableau suivant de ce qui se passe journellement (Etude médico-légale sur l'avortement).

« D'abord la femme, dit-il, doute encore de sa grossesse ; puis elle espère, à l'aide de violents exercices ou de marches forcées, déterminer un avortement clandestin ; puis les signes certains se manifestant, elle va trouver la sage-femme ou l'homme de l'art, qui doit la débarrasser. Quelquefois son parti est pris et un marché conclu, elle sait ou à peu près ce qui doit se passer. Mais le plus souvent on ne s'explique qu'en termes vagues ; on lui promet de *décrocher* ou *de faire couler* son enfant. S'étant déjà plusieurs fois soumise au toucher, elle peut croire qu'il ne s'agit encore que de la *toucher*, lorsque le doigt introduit dans ses parties sexuelles y dirige l'instrument et accomplit le crime. Souvent en effet, l'opération est réduite à cette simplicité ; la femme reste debout comme dans une exploration ordinaire, et elle peut être de bonne foi quand elle soutient que la sage-femme s'est bornée à introduire son doigt dans la matrice, et que cette introduction n'a différée des précédentes que par des suites, etc. »

Il est en effet à remarquer que beaucoup de femmes affirment très sincèrement avoir été touchées simplement avec le doigt, sans le secours d'aucun instrument, tout en déclarant que ce simple toucher a suffi pour rappeler leurs règles supprimées depuis plusieurs mois et faire disparaître tous les autres signes d'une grossesse commençante. Et de fait elles n'ont pas vu l'instrument, car la matrone a eu grand soin de ne pas le montrer à la patiente, cela en cas de révélation :

Nous avons parlé de cas où des femmes on pu provoquer seules l'avortement, à l'aide d'instruments quelconques : le Dr Gallard rapporte qu'une ancienne domestique profitant de l'instruction qu'elle avait acquise au service d'une sage-femme, se fit avorter seule, en se servant de douches vaginales

froides, qu'elle s'était administrée à l'aide
d'un irrigateur de gros calibre. Quant à
celles qui se seraient faites avorter avec des
aiguilles à tricoter ou autres, les cas sont
rares, il faudrait d'abord que la femme con-
naisse assez bien la conformation de ses
organes internes, et si même elle était ren-
seignée, il faut avouer qu'il n'est pas facile
de faire l'opération sans aide, opération qui
consiste à guider sur son doigt, introduit
dans le vagin, un instrument, qui serait
poussé avec l'autre main et à le faire pénétrer jusque dans l'orifice de la matrice. Le
Dr Tardieu a vu cependant un assez grand
nombre de femmes qui lui ont avoué être
parvenues à se faire avorter ainsi, sans aucun secours étranger ; mais toutes celles qui
se trouvaient dans ce cas avaient eu déjà des
enfants et l'orifice de leur col de matrice
était resté largement ouvert, en même temps
que l'utérus était chez elle notablement
abaissé, ce qui en rendait l'accès plus facile.

VII

AVORTEMENT PROCURÉ PAR L'EMPLOI
DES REMÈDES ABORTIFS

Avant de se faire avorter, les femmes commencent toujours par faire usage de bains de pieds, de bains de siège, de fumigations irritantes, de boissons chaudes, d'infusions d'armoise, de matricaire ; de purgatifs violents tels que l'aloës, la coloquinte, le jalap ; d'ingestion de fortes doses d'ergot de seigle ; de nombreuses applications de sangsues, et, s'il est possible, de saignées au pied, souvent réitérées ; puis, si le résultat n'est pas obtenu, elles en viennent aussitôt aux boissons et aux poudres réputées abor-

5

tives, aux exercices forcés, à la compression violente de l'abdomen, aux coups. Ce n'est ordinairement qu'après avoir essayé de ces divers moyens, qu'elles ont recours aux avorteuses et cela à une époque un peu avancée de la grossesse.

Substances abortives. — Les substances les plus usitées au début de la grossesse sont presque toujours sans résultat, tels que l'absinthe, l'armoise, l'apiol, le safran, le genièvre, la camomille, ce sont là des remèdes qui ne méritent pas qu'on s'y arrête, mais qui généralement employés pour faciliter l'irruption des règles et qu'on croit par cela même capable de les rappeler et de faciliter ainsi l'avortement. Cependant leur emploi prolongé ou leur présence en proportion considérable, peuvent agir, mais alors c'est au détriment de la vie de la femme.

A côté de ces substances qui sont la plupart du temps inoffensives, d'autres sont souvent employées dont l'action est plus énergique. Ainsi on peut citer la rue, la sabine, l'if, le seigle ergoté. Quant au safran, aux breuvages qui jouissent d'une réputation presque indéracinable, nous ne nous en occuperons que comme mémoire.

Le Safran. — Il est employé comme abortif populaire sous forme d'infusion plus ou moins concentrée, or il n'a même pas la propriété de ramener les règles ayant subi un retard en dehors de la conception.

Les Boissons. — Ce procédé consiste à absorber de grandes quantités de décoction dans du vin, d'épices âcres et d'une odeur forte. Dans ce cas si l'avortement a lieu, il est le fait de l'absorption de l'alcool, quoique on remarque qu'un assez grand nombre de femmes enceintes sont adonnées à l'ivrognerie, sans toutefois avorter. Mais il peut arriver dans des circonstances particulières, surtout si une personne peu habituée à l'alcool est très excitable prend dans ce but une quantité de liquide alcoolique assez considérable pour amener l'ivresse, que l'avortement survienne comme conséquence de cet état anormal; quoique nous ayons vu une jeune fille de 18 ans enceinte de trois mois, avaler un grand verre d'absinthe pure, et cela plusieurs jours de suite, sans avorter, malgré qu'elle se soit mise dans un état d'ivresse épouvantable. Deux mois après elle mourait dans une attaque de délirium tremens.

Cependant on pourrait accorder une plus grande importance aux ingrédients qui entrent dans la composition de ces boissons vicieuses. Comme toutes ces substances contiennent des essences irritantes, déterminent une action spéciale sur le système nerveux, il peut se faire qu'elles agissent sur la matrice en même temps, mais en général leur ingestion ne peut avoir de conséquences graves.

En résumé on remarquera qu'aucune de ces substances dites abortives, ne le sont pas, et que si l'avortement survient après l'ingestion de ces substances, ce n'est que par suite d'autres troubles de l'organisme et surtout d'un empoisonnement réel. Tous les poisons peuvent, dans certaines circonstances, provoquer l'avortement et être employés comme abortifs, mais dès lors, il est facile de comprendre que les femmes enceintes, qui veulent se débarrasser de leur enfant, courent grand risque de s'en servir.

Le mercure, les cantharides, l'arsenic, le sublimé corrosif, le sulfate de cuivre, etc., peuvent faire avorter, mais ce ne sont pas des abortifs, ce sont des poisons éminemment dangereux qui n'agissent que parce qu'ils sont des poisons.

L'Ergot de Seigle. — L'ergot de seigle a une action réellement spécifique sur la matrice ; non seulement il réveille la contractibilité de cet organe, quand fatigué par un long travail, il semble se reposer avant d'avoir accompli sa tâche ; mais encore il peut l'éveiller lorsqu'elle n'a pas été mise en jeu. Cependant pour faire naître ainsi des contractions, il faut que la grossesse soit déjà avancée, que le tissu musculaire de la matrice soit bien formé. Si la grossesse ne remonte qu'à deux ou trois mois, le seigle ergoté ne produit aucun résultat et ne peut causer l'avortement.

A ce sujet un médecin célèbre a dit : « Nous ne pensons pas que le seigle ergoté puisse sans aucun travail commencé, sans impulsion étrangère, sans manœuvre préalable, à lui seul enfin, mettre en jeu les contractions de l'utérus, dans la première moitié de la grossesse, qui est celle pendant laquelle le crime d'avortement est le plus souvent commis, mais il peut aider, sinon à la destruction, du moins à l'expulsion du fœtus. »

Le Dr Devergie donne l'observation suivante :

Une jeune fille de vingt-quatre ans dont on ne soupçonnait pas la grossesse, quoiqu'elle fut enceinte de quatre mois environ, sort un matin dans un état de santé parfaite. Elle est ramenée le soir même très souffrante par une sage-femme et meurt le lendemain. On constate à l'autopsie une métro-péritonite suraiguë et l'on trouve dans toute l'étendue du tiers inférieur de l'instestin des fragments de seigle ergoté. La matrice était vide et récemment débarrassée d'un produit de conception.

Il nous semble, dit le Dr Devergie, que l'on doit voir dans ce cas, un de ces faits ou la substance abortive a été administrée après des manœuvres directes dont elle était destinée à hâter et à assurer les effets.

Observation du Dr Tardieu. — Une femme âgée de 28 ans bien réglée, devenue clandestinement enceinte et parvenue à deux mois et demi environ de sa grossesse, recourut d'abord dans le but de se faire avorter à l'usage de l'essence de sabine ; elle en prit pendant plusieurs jours de suite en une seule fois 10 à 40 gouttes, sans éprouver autre chose que quelques tranchées passagères et des nausées non suivies de vomissements. Ces essais étant restés infructueux, elle se décida à se confier à une sage-femme, qui la soumit à deux reprises à une opération consistant dans l'introduction d'un stylet profondément porté dans les parties sexuelles à l'aide d'un spéculum. Cette femme très explicite dans ses aveux, dit n'avoir éprouvé qu'une sensation de farfouillement et de mouvements désagréables dans la matrice. L'opération ne fut d'ailleurs suivie d'aucun écoulement de sang, ou de tout autre liquide et pendant huit jours, il n'y eut point d'autres signes, du côté de l'utérus, que des espèces de déchirements qui se faisaient sentir par moments dans le ventre et le bassin ; c'est alors qu'une dose d'ergot de seigle, détermina le travail et amena rapidement l'expulsion du fœtus, sans autre accident qu'une perte abondante.

Le Dr Tardieu, dans son étude médico-légale sur l'avortement, rapporte le cas d'une femme de 24 ans qui avorta le quatrième mois de sa grossesse après avoir pris du seigle ergoté en poudre. Elle mourut de péritonite vingt-quatre heures après. On trouva des fragments de seigle ergoté dans l'intestin.

Richter rapporte un autre cas analogue. Une fille vigoureuse âgée de 22 ans, avait pris dans le sixième ou septième mois de sa grossesse une quantité de seigle ergoté évaluée de 2 à 4 onces. Elle fut prise immédiatement de vomissements répétés et de soif violente, symptômes qui duraient déjà depuis deux jours, quand le médecin fut appelé, celui-ci trouva la malade ayant encore la connaissance, le visage pâle, une grande agitation, une soif ardente, des douleurs dans l'estomac et tout le ventre et une retention d'urine. L'accouchement avait déjà commencé et quelques instant après naquit un enfant qui était mort récemment. Puis une hémorrhagie abondante se déclara, accompagnée de vomissements, qui au bout d'une demi heure enleva la malade.

Taylor rapporte qu'une femme avait pris, dans l'intention de se faire avorter, trois cuillerées à café de teinture de seigle ergoté par jour pendant onze semaines et mourut sans avoir avorté. Elle était enceinte de 4 mois.

La sabine, substance abortive. — Les préjugés sur cette plante sont tels, qu'au rapport de Moriceau, une femme qui avorta, après avoir fait une violente chute, après avoir éprouvé de sérieuses émotions morales, et après avoir marché dans un jardin sur un un plant de sabine, attribuait l'accident à cette seule cause, ne tenant aucun compte des deux premières.

La sabine n'est pas à beaucoup près, aussi active, et pour bien apprécier sa valeur, comme du reste celle de toute substance dite abortive, il faut, ainsi que l'a fait Orfila, corroborer par l'expérimentation les données fournies par les affaires criminelles. On constatera alors que les effets produits par la sabine diffèrent peu des symptômes de l'empoisonnement aigu ; nausées, vomissements, douleurs violentes d'estomac et d'entrailles, abattement profond alternant avec des convulsions ; enfin le désordre allant toujours croissant, la matrice prend part au trouble général ; elle se convulsionne, se contracte sur le produit qu'elle renferme et l'expulse hors de sa cavité.

La sabine est un de ces poisons violents qui tuent et font avorter, ce n'est pas un abortif spécial ; si elle procure l'avortement c'est d'une façon indirecte.

L'action de cette plante est très énergique surtout en décoction de branches fraîches, les nombreux cas connus où elle a été employée dans le but d'avortement, se sont terminés par la mort. Son action n'est rien moins que prouvée, mais il est facile de comprendre que l'avortement puisse survenir par suite de symptômes violents d'irritation qui sont les conséquences de l'ingestion de fortes doses de cette substance.

Taylor rapporte, qu'une femme enceinte de sept mois avait vomi pendant trois jours un liquide verdâtre que l'on prenait pour de la bile. Le quatrième jour elle accoucha d'un enfant vivant qui mourut bientôt, la mère elle-même mourut deux jours après. A l'autopsie on trouva dans l'estomac des parcelles de sabine nageant dans un liquide verdâtre.

Le Dr *Lethely* a observé le cas suivant :

Une jeune femme, âgée de 21 ans, parvenue à un état de grossesse assez avancé, après avoir soupé avec son amant, se couche et est réveillée au bout de 4 ou 5 heures par de violentes douleurs d'estomac et de nausées et tomba dans un état d'insensibilité complète, les traits affreusement contractés, avec convulsion des membres. En même temps le travail s'opérait; mais la femme succomba, douze heures après la première apparition des accidents, au moment où la délivrance allait se faire. L'accouchement amena un enfant mort. Cette femme avait ingéré de la poudre de sabine.

La Rue. — Comme la sabine, la rue est une plante toxique de laquelle les femmes grosses font usage avec intention criminelle. Elles l'emploient d'abord, quelquefois sans profit, en cataplasmes sur le ventre, puis elles avalent des breuvages confectionnés avec le suc des feuilles ou avec la décoction tant de ces feuilles que des racines. La rue cause des douleurs aiguës dans l'estomac et l'intestin, des nausées, une tuméfaction particulière de la langue, de la somnolence, des vertiges, des défaillances et un affaiblissement considérable des mouvements du cœur. Après quelques heures, quarante-huit heures au plus, en vertu d'une action spéciale, l'utérus se contracte et expulse le produit de la conception. Cette plante est un poison narcotico-âcre très dangereux.

Dans les *annales d'Hygiène* de 1838, le D* *Hélie* rapporte les observations suivantes d'avortement par la rue.

Une jeune fille grosse de 4 à 5 mois, avait pris pendant plusieurs jours une forte dose de suc de feuilles de rue fraîche. Des accidents très graves survinrent, salivation abondante, tuméfaction de la langue, assoupissement, faiblesse générale, etc. L'avortement se préparait visiblement, il s'opérait le sixième jour après les premiers symptômes de l'empoisonnement. La fille guérit lentement.

Une jeune fille enceinte de quatre mois

environ, dans le but de se faire avorter et sur les conseils d'une matrone, prend, le soir, en une seule fois trois tasses d'une forte décoction de racine de rue fraîche. Aussitôt après elle éprouve des douleurs horribles de l'estomac, et un trouble général si profond qu'elle se croit sur le point de mourir, elle eut un peu plus tard de violents vomissements. Le lendemain ces accidents diminuaient. Mais les coliques commencent à se faire sentir, revenant de plus en plus fortes, à d'assez longs intervalles. Vers le soir du deuxième jour, ses douleurs se rapprochent, s'accompagnent d'un écoulement de sang, et l'avortement se fit en peu de temps, quarante-huit heures après l'ingestion du suc de rue. Les symptômes d'empoisonnement diminuèrent peu à peu.

Une fille de 25 ans, enceinte de six mois et demi, fit usage pendant plusieurs jours d'une décoction de feuilles de rue à l'intérieur et à l'extérieur, fut tout à coup prise de vomissements violents et opiniâtres, avec fièvre, somnolence, stupeur, vertiges, embarras de la parole, mouvements continuels de la tête et des bras, refroidissement, petitesse et lenteur du pouls, tuméfaction énorme de la langue et salivation abondante. Dans la soirée du deuxième jour après le début des accidents, les douleurs utérines commencent à se faire sentir et le lendemain matin, deux jumeaux morts sont expulsés très rapidement. La délivrance suspend les accidents qui reparaissent et se prolongent pendant vingt-cinq jours, après lesquels la guérison est complète.

De l'If, comme substance abortive. — Le suc de feuilles d'if et de petites branches, a été quelquefois employé par les femmes enceintes dans un but criminel; mais il n'a réussi qu'à procurer la mort sans l'avortement. Les expériences instituées sur des animaux ont donné les mêmes résultats. L'if est avant tout un poison et s'il agit quelquefois comme abortif ce n'est que par causes secondaires.

Le *D*^r *Lenoël* rapporte l'observation suivante. Le 18 janvier 1854, dans un village de Normandie, une jeune fille devenue enceinte pour la deuxième fois, prit dans le but de se faire avorter, un breuvage composé d'une forte décoction de feuilles et de petites branches d'if. Elle succomba sans que le fœtus âgé de trois mois et demi fut expulsé.

Dans les annales d'hygiène de 1855, on trouve cette observation. Une fille de vingt ans qui dissimulait sa grossesse parvenue à sept mois environ, se procure des branches d'if, dont elle écrase les feuilles avec un marteau et dont elle avala le suc. Il était plus de minuit lorsqu'elle avala ce breuvage ; vers cinq heures du matin, ayant été obligée de se lever pour son service, elle se plaignait d'un violent malaise, de trouble de la vue, d'étourdissement. Son état empira rapidement. Elle n'y voyait plus et se laissa tomber sur le lit avec un accablement et un assoupissement profond. Un peu avant six heures elle était morte. La matrice ne présentait, ni lésion, ni commencement de travail.

Ce qui prouve que l'action de l'if, sur la matrice est nulle, cette fille est morte empoisonnée.

VIII

SYMPTOMES DE L'AVORTEMENT

Les avortements naturels, sont toujours la conséquence soit d'une maladie de la mère, soit d'une maladie du fœtus. En général, l'avortement se faisant sous cette influence, ne survient pas brusquement, il est annoncé par toutes sortes de symptômes. Dans l'avortement provoqué, la femme est prise brusquement en pleine santé ou dans l'apparence de santé la plus parfaite, des symptômes de l'avortement.

Celle qui a cherché par des moyens coupables à se débarrasser de son enfant, ne s'arrête point lorsque les souffrances la prennent, lorsqu'elle perd des liquides sanguinolents ; au contraire, elle ne se soigne pas, elle n'a garde de prendre le lit et surtout de demander un secours. Elle continue à vaquer à ses occupations habituelles avec le plus d'activité possible. Elle entreprend des marches excessives afin de provoquer la venue d'une perte de sang abondante au milieu de laquelle elle espère trouver le produit de la conception. Et alors vaincue par la fatigue elle fait appeler un médecin.

Les symptômes de l'avortement provoqué, sont de plusieurs sortes suivant le genre de pratique employé. Le Dʳ Gallard s'exprime ainsi à ce sujet : lorsque l'avortement est provoqué par action directe d'un corps étranger, solide ou liquide, introduit dans la cavité utérine, la femme, qui subit cette opération, ressent souvent une douleur assez vive qu'elle compare à une véritable piqûre ; d'autres fois elle s'aperçoit à peine de ce qui vient de lui être fait et n'éprouve pas de sensation différente de celle que lui aurait procuré un simple toucher, pratiqué avec le doigt. Ces différences peuvent dépendre autant du degré de sensibilité propre à chaque individu que du plus ou moins de dextérité avec laquelle la manœuvre est opérée.

Il arrive souvent qu'une seule tentative ne suffit pas pour obtenir le résultat désiré ; on les renouvelle alors à plusieurs jours d'intervalle. On a vu des tentatives d'avortement, réitérées plusieurs fois et à la suite desquelles la grossesse a pu suivre régulièrement son cours, malgré qu'il y eut piqûre profonde de la matrice.

Lorsque l'effet voulu est atteint et que les membranes ont été perforées, il s'écoule presque aussitôt une petite quantité de liquide, mêlé de sang ; se sont les glaires sanguinolentes dont parlent la plupart des femmes qui ont subi ces manœuvres ; mais l'avortement ne se produit pas immédiatement.

En général l'expulsion du fœtus se fait attendre de cinq à huit jours, quelquefois elle est beaucoup plus active. On en a vu ne pas dépasser cinq heures. La moyenne serait de quatre jours. Presque toujours plus le temps est court plus la mortalité de la femme est rapide.

Les femmes qui avortent naturellement sont généralement maladives, faibles de constitution, c'est pourquoi on peut croire que leur mauvais état de santé antérieur est la cause de l'avortement. Celles qui se font avorter sont le plus souvent bien portantes ; d'où il résulte qu'on pourrait croire que les premières souffrent plus des suites de l'avortement ; or, c'est tout le contraire, et cela se comprend, si l'on songe que les unes se soignent, tandis que les autres font tout ce qu'elles peuvent pour aggraver leur état.

Les femmes qui se font avorter contractent souvent des maladies et surtout des inflammations de la matrice et des organes voisins, principalement des ovaires et des trompes, conséquence naturelle du défaut de soins et des imprudences.

Dans l'avortement naturel, une perte sanguine accompagne constamment le travail. Tantôt cette perte en est la cause et le précède, tantôt elle est la conséquence de contractions utérines qui décollent l'œuf; dans l'un et l'autre cas, le travail de l'avortement est sanglant pendant la plus grande partie de sa durée, tandis que le travail à terme ne l'est qu'à la fin.

La perte sanguine est même le phénomène le plus appréciable dans l'avortement des premières semaines de la conception. Il est présumé d'après la perte, comme la grossesse l'était d'après le retard des règles. Mais, dès la fin de la deuxième semaine, après le vingtième jour, on peut déjà constater le caractéristique de l'avortement; les débris de l'œuf, un fragment de membrane d'un gris rosé, plus épais sur un point. Celui-ci peut même être décollé et être expulsé sans être déchiré, il se présente sous la forme d'une vésicule rouge, pleine, du volume d'une cerise.

Plus tard, jusqu'au quatrième mois, il est plus souvent expulsé entier que divisé.

IX

DES FAITS QUI SUIVENT
LES MANŒUVRES ABORTIVES

Lorsque les coupables sont un peu moins ignorants que les autres, quand ils ont conscience des dangers matériels auxquels expose le crime qu'ils vont accomplir, ils font placer la victime sur le bord d'un lit, et s'aidant d'un spéculum pour diriger convenablement leurs instruments meurtriers. Mais lorsque ce sont des créatures qui n'ont d'autres connaissances que celles acquises par des crimes déjà consommés, l'ignorance les fait savantes, l'audace les rend effrontées ; sans se préoccuper de la position ou de la direction du col, sans souci des courbures, elles plongent la pointe criminelle à tâtons sous les jupes de leurs tristes clientes, au milieu des parties molles qui constituent les organes génitaux.

Les sensations qu'éprouvent les femmes au moment de cette opération sont très variables. Les unes affirment n'avoir ressenti dans le vagin qu'une sorte de farfouillement, sans rien de particulier ; mais presque toutes, au moment de la rupture des membranes, éprouvent une violente douleur dans le bas ventre, elles perdent connaissance et ont des attaques de nerfs. L'opération terminée, la femme revenue de son émotion, la matrone lui ordonne de rentrer chez elle immédiatement et à pied ; elle espère que la présence de la victime, loin de chez elle, écartera tout soupçon, et que cette marche forcée, en augmentant la perte, accélérera l'avortement.

Au moment de la rupture des enveloppes

de l'œuf, il s'écoule un peu de sang mêlé de liquide incolore. Les jours suivants, le sang reparaît sous forme de pertes de plus en plus répétées ; enfin, après un temps variable, des douleurs intermittentes surviennent dans la matrice et l'expulsion de l'œuf s'effectue. Le Dr Tardieu nous dit que l'avortement a lieu dans les quatre jours qui suivent l'opération, exceptionnellement au delà de ce terme. En d'autres cas, il suit de quelques heures la piqûre.

Mais si les membranes sont rompues, si le fœtus est expulsé, tout n'est pas terminé, souvent alors commence seulement le danger pour la femme, ce sont les accidents si fréquents et si terribles qui compliquent la délivrance dans la fausse couche. Mais, en dehors de cette cause de mort, la femme qui se fait avorter a bien d'autres chances pour succomber. D'abord une hémorragie foudroyante peut l'emporter très rapidement ; ensuite, ce qui arrive fréquemment, si l'instrument, dirigé par une main inhabile, a lésé le col utérin, si, perforant les parois du vagin, il a pénétré dans l'abdomen ; si enfin il s'est engagé dans la paroi utérine et qu'il l'ait labourée, il survient une métro-péritonite qui tue la femme en quatre jours. Le Dr Tardieu a encore signalé un autre genre de mort chez la femme qui se fait avorter : La mort par syncope, produite par le saisissement moral qui accompagne la perpétration du crime, ou l'excès des douleurs causées par une opération mal faite.

En mettant de côté tous les accidents qui peuvent suivre immédiatement la fausse couche, qui sont très graves, souvent mortels, l'avortement provoqué peut laisser chez les femmes qui ne succombent pas, une santé délabrée et des maladies chroniques des organes génitaux.

X

OBSERVATIONS DIVERSES D'AVORTEMENT PAR MANŒUVRES DIRECTES

Olivier d'Angers rapporte le fait suivant :
Une jeune fille de 22 ans, enceinte de
trois mois, se rend chez une sage-femme qui
lui introduit dans la partie un instrument très
aigu ; au moment où celui-ci a pénétré profondément, elle ressent une violente douleur
dans le ventre, un peu de sang s'écoule, et,
ses souffrances augmentant, elle est obligée
de passer la nuit chez cette sage-femme,
qui la ramène le lendemain matin à son domicile où elle l'abandonne. Les douleurs vont

en augmentant rapidement, et, malgré le traitement le plus énergique, la mort survient le quatrième jour.

L'autopsie démontre une péritonite très aiguë. La matrice contient un fœtus intact. Dans l'épaisseur du col de la matrice on découvre une perforation étroite, qui se prolonge en haut et en arrière, jusqu'à six centimètres environ.

Raynaud dit qu'une femme de 36 ans, enceinte de 6 mois, s'adressa à un charlatan, qui, sur sa demande, se mit en devoir de la faire avorter et pratiqua une opération qui, au bout de douze heures, était suivie de mort.

L'autopsie permit de constater que la matrice avait été perforée en quatre endroits. Malgré la multiplicité de ces blessures, le fœtus n'avait pas été atteint.

Voici un cas rapporté par le *Dr Gallard*,

médecin en chef de la Pitié; du rapport de l'examen médico-légal, nous extrayons ce qui suit :

... Il résulte que M..., alors âgée de 25 ans environ, au dire de la sage-femme, Mlle X..., est accouchée naturellement le 27 ou le 28 février dernier d'un enfant vivant. Elle se serait, toujours au dire de Mlle X..., levée un peu prématurément et aurait éprouvé de la fatigue, à la suite de laquelle serait survenue une ulcération du col de la matrice, soignée par des cautérisations que la sage-femme aurait pratiquées.

L'instruction de cette affaire révèle que Mlle M..., ne voyant pas venir ses règles, eut presque aussitôt recours à des moyens propres à faire disparaître une grossesse commençante. C'est ainsi qu'on l'on l'a vue boire de l'absinthe, ce qu'elle ne faisait pas auparavant ; s'appliquer des sinapismes et prendre un bain tellement chaud qu'elle a failli s'y trouver mal.

Ces tentatives ne réussirent pas et sa santé n'en fut nullement troublée.

Le samedi 30 juin, elle était tout à fait bien portante. Le matin elle déjeune chez son père à l'heure habituelle, sans se plaindre d'aucun malaise. Dans l'après-midi, elle va au café, elle y rencontre une personne avec qui elle part pour aller rue Z... Elle n'accuse aucune souffrance alors. Après un séjour de vingt minutes seulement dans la maison qu'habite Mlle X..., accoucheuse, elle ressort et déjà elle commence à se trouver malade. Cela est remarqué par le compagnon qu'elle a trouvé au café et qui lui offre son bras pour la reconduire. « Elle marchait assez difficilement, dit celui-ci, au point que je lui avais proposé une voiture, proposition qu'elle a déclinée, tout en se trouvant fatiguée. »

Elle arrive chez son père souffrante et ensanglantée. Elle se couche sans pouvoir se calmer ; l'hémorrhagie continue toute la nuit avec une abondance excessive. Le lendemain la famille effrayée réclame l'assistance de Mlle X... qui ne paraît pas autrement étonnée de cette grande perte de sang; mais le danger devient plus pressant, on appelle le Dr M..., il reconnaît un avortement. Malgré ses soins, les accidents continuent et cette jeune femme, qui était en pleine santé le samedi matin, succomba le mardi, après trois jours seulement de maladie.

A l'autopsie, on constata une hémorrhagie causée par un avortement provoqué par une main criminelle. La grossesse était de 3 mois environ.

Dans les *Annales d'hygiène et de médecine légale*, le Dr *Devergie* rapporte cette observation :

Une fille paraissant jouir d'une bonne santé, enceinte de sept mois, succomba de mort très rapide, sans maladie antérieure et

sans que rien eût paru éveiller des inquiétudes sur son état. On trouva à l'autopsie la
poche des eaux ouverte dans une étendue de
la largeur d'une pièce de deux francs, les
eaux complètement écoulées, les membranes
du fœtus décollées au voisinage du col de
l'utérus. Le fœtus était à peine humide. L'estomac et les intestins présentaient, en outre,
une rougeur intense et des ecchymoses par-
tielles qui ont fait supposer qu'il y avait eu
ingestion de substances abortives véné-
neuses. Les lésions des organes génitaux
expliquent l'expulsion du fœtus par l'introduction d'un agent mécanique dans l'intérieur
de la matrice.

Observation du Dr Tardieu d'un avortement
provoqué à l'aide d'une injection intra-utérine.
Infanticide. Le 14 août 1862, la fille E. B.,
enceinte de plus de six mois, et qui avait
déjà fait plusieurs démarches pour obtenir
des breuvages abortifs, se rendit avec le père

de son enfant à Paris sous prétexte d'assister à la fête du 15. Ils arrivèrent à dix heures du soir, ils couchèrent dans un hôtel aux environs de la gare du chemin de fer. Le lendemain matin, ils allèrent chez leur beau-frère qui les conduisit, le 16, chez la femme B..., reçue nouvellement sage-femme. Celle-ci leur donna rendez-vous pour le lendemain matin, à neuf heures chez la fille R... qui, depuis de longues années, exerce la profession de sage-femme; ils s'y trouvèrent tous les trois à l'heure qu'avait indiquée la femme B...

La fille R... exigeait 300 francs pour faire l'opération. Les hommes sortirent pour se procurer les 150 francs qui, sur les 300, devaient être payés d'avance et laissèrent E... chez la fille R... où était aussi la femme B...

Alors la fille R..., ayant fait coucher E... sur le dos, les jambes hors du lit, lui introduisit plusieurs fois un instrument en fer dans les parties sexuelles où elle lui fit ensuite des injections d'eau tiède avec une seringue que la fille R... a remplie après qu'elle eut été vidée ; ces opérations n'amenèrent d'abord aucun résultat ; la fille R... les recommença dans l'après-midi. Cette fois, au bout de quelque temps, elle dit : Ça y est, je crois que ça y est. »

La poche des eaux avait été percée et une certaine quantité de liquide était tombée à terre.

E. B... et la femme B... se retirèrent alors, pour aller chez cette dernière attendre l'avortement qui devait être l'effet nécessaire des opérations auxquelles E... venait de se soumettre.

Le lendemain, 18 août, E... sentit les premières douleurs de l'accouchement provoquées par les manœuvres abortives pratiquées sur elle. Le 19, dès le matin, les douleurs devinrent plus vives. La jeune B... d'après les instructions qu'elle déclare avoir reçues à l'avance de la fille R... fit prendre alors à E... en une demi-heure, deux doses chacune de 5 grammes de seigle ergoté. Vers midi, cette fille, à qui la douleur arrachait des cris que la femme B... lui disait de comprimer, en la menaçant de la laisser seule si elle criait de nouveau, mit au jour un enfant du sexe féminin. Cet enfant était vivant et il avait des cheveux et des ongles. La femme B... après avoir reçu l'enfant, l'avoir lavé et ondoyé, le plaça dans le lit à côté de sa mère. Celle-ci déclara que l'enfant ayant alors crié, la femme B... l'a retiré du lit et l'a mis dans le bas d'une armoire afin que l'on n'entendit pas ses cris, qui ont cessé peu de temps après. L'enfant est mort une heure et demie ou deux heures après sa naissance, sans avoir reçu les soins qu'exigeait sa situation, ni de sa mère qui était hors d'état de les lui donner, ni de la femme B...

Le Dr P... aide naturaliste du Muséum d'histoire naturelle, qui s'occupe de recherches scientifiques sur les fœtus et chez qui, en son absence la femme B... sur l'indication de la fille R... avait aussitôt porté le cadavre de l'enfant, qu'il a renvoyé chez la fille R... après l'avoir vu, a déclaré qu'à cette simple vue, il avait pensé que l'enfant était né viable. Un autre homme de l'art, entendu dans l'instruction, a émis l'opinion qu'il avait dû venir au monde après six mois et demi de gestation. La fille R... a jeté le cadavre dans la Seine auprès de la Morgue, après qu'il eût été renvoyé par le D^r P.

Observation d'avortement par injection, du Dr Tardieu. Le 26 novembre 1858, je fus chargé de visiter, à l'hôpital Beaujon la fille M... que je trouvai au lit, dans un état qui n'était pas sans gravité. Une pâleur de cire, les traits contractés, la respiration courte et oppressée, la peau sèche et brûlante, le pouls petit et très fréquent, les idées sont nettes, mais ne peuvent être rassemblées et exprimées sans fatigue ; le ventre est très tendre, ballonné et douloureux ; il existe surtout dans le flanc droit un point où la sensibilité est très vive et ne permet pas la plus légère palpation ; des lochies sanglantes s'écoulent par la vulve.

Elle était enceinte pour la seconde fois de deux mois et demi environ, lorsque le 19 novembre, elle se rendit à dix heures du matin chez une sage-femme. Elle se plaça sur le bord d'un canapé et la sage-femme lui introduisit profondément dans les parties une petite seringue avec laquelle elle fit une injection. Cette opération ne détermina qu'une douleur très modérée ; elle put se rendre chez elle, à pied, de la rue Saint-Roch à la rue Miromesnil. Dès ce moment, la douleur qu'elle avait ressentie se fixa dans le côté droit, qu'elle n'a plus quitté. Dans l'après-midi, une perte se déclara ; elle se mit au lit, et à quatre heures du matin, dix-huit heures après l'opération, elle fut délivrée par l'expulsion brusque du fœtus que nous avons examiné ; mais son état alla en s'aggravant.

Outre la perte de sang, qui fut assez considérable, la douleur augmenta au point de devenir intolérable ; la fièvre survint, et lorsque, trois jours après, elle se fit transporter à l'hôpital, elle était mourante.

1° La fille M... est actuellement grièvement malade des suites d'un avortement qui remonte à huit jours ;

2° La nature des accidents qu'elle éprouve, rapprochée des détails qu'elle nous a donnés elle-même, ne permettent pas de douter que cet avortement n'ait été provoqué par des manœuvres directes qui ont pu consister, comme le déclare la fille M... en une simple injection dans l'intérieur de la matrice ;

3° La grossesse remontait à trois mois, ainsi que le prouve le développement du produit expulsé ;

4° Le fœtus, dont nous avons examiné le cadavre, ne porte aucune trace de blessure directe, ou de lésion quelconque, mais n'en provient pas moins de l'avortement provoqué.

Exemple d'avortement par manœuvres indirectes. — Nous avons parlé des avortements et des tentatives d'avortement par chute, coups, etc. Il faut y ajouter celle de la compression méthodique de l'abdomen ; mais comme les précédentes, cette pratique ne réussit pas toujours et dès lors amène un résultat tout autre que celui attendu, c'est la production de fœtus-monstres.

« La production des monstres, a dit Isidore-Geoffroy Saint-Hilaire a son origine dans les perturbations survenues après la conception ».

Ce savant fait remarquer qu'il naît moins de monstres dans les classes aisées de la société que dans les classes plus pauvres, où les femmes sont obligées de se livrer, lors même qu'elles sont enceintes, à de pénibles travaux, et de plus, où elles ont souvent à souffrir de mauvais traitements. « Un fait analogue, dit-il, est la fréquence plus grande des grossesses monstrueuses parmi les femmes non mariées. Les inquiétudes, les chagrins, les tourments moraux de tout genre qui accompagnent et troublent si souvent les grossesses illégitimes expliqueraient déjà suffisamment cette fréquence plus grande ; mais elle tient aussi en partie aux précautions dangereuses que les filles-mères, prennent souvent pour dissimuler leur état, et même aux tentatives d'avortement auxquelles elles ont recours. »

Quand il a été possible de connaître avec exactitude les circonstances d'une grossesse terminée par la naissance d'un monstre, on a toujours su, d'une manière positive que la mère avait, ou reçu un coup violent sur l'abdomen, ou exercé sur cette région une compression prolongée, ou fait une chute dont le contre-coup s'est fait ressentir sur la matrice.

« Une jeune femme de 21 ans, brodeuse et vivant du travail de ses mains, habitait sous les yeux et la surveillance sévère d'une sœur plus âgée qu'elle, au dernier étage d'une mai-

son peuplée de nombreux locataires. Un seul
lit recevait les deux sœurs. Néanmoins la
plus jeune forme une liaison, dont au bout
de peu de mois, elle ne peut se dissimuler
les suites. En proie dès ce moment aux remords les plus déchirants, aux idées les
plus horribles, elle conçoit à son tour la
pensée du suicide, puis celle de la destruction de son enfant. Dans ce coupable espoir,
elle a recours, mais sans succès à l'usage
fréquent des bains de pieds. Elle imagine
ensuite de se faire un corset bardé de buscs
épais et nombreux, se l'applique étroitement
sur le ventre, et l'y maintient jusqu'au terme
de sa grossesse, décidée à tout, même à sa
propre mort, pourvu qu'elle épargne à sa
sœur la douleur et la honte de son déshon-
neur. Ce but de tous ses désirs elle l'atteint,
en effet, au prix de six mois de douleur et
d'anxiété. Une absence de sa sœur lui permet d'aller passer en secret cinq jours chez
une sage-femme, et elle peut quelques heures

avant le retour qu'elle redoutait, revenir dans sa mansarde sans son enfant, un monstre sans tête, mort au bout de peu d'instants. »

Une autre observation montrera les effets de la brutalité. « Une jeune ouvrière habitant la Bretagne est séduite par un misérable qui bientôt s'établit chez elle, vivant à ses dépens, et la maltraitant chaque jour. La douleur d'une telle position lui donne le courage de s'y soustraire ; elle réalise ce qu'elle possède et vient chercher asile à Paris ; mais son séducteur l'y suit, il parvient à découvrir son domicile et s'installe de nouveau chez elle, recommence le cours de ses exactions et de ses mauvais traitements et finit par la réduire au dernier degré de la douleur et de la misère. Furieux alors de n'en pouvoir plus rien obtenir, il redouble de cruautés, et, dans un de ses accès de violence dont elle était chaque jour la victime, il renverse subitement et à dessein une chaise sur laquelle elle allait s'asseoir. La malheureuse tombe brusquement sur les reins ; déjà souffrante antérieurement, elle se sent dès lors gravement blessée vers la matrice, et plusieurs mois après, elle donna naissance à un monstre horrible ».

Observation d'avortement par injection intra-utérine suivi de mort. — Rapport du Dʳ Perrin de la Touche.

La femme V... aubergiste, âgée de 42 ans, mère de six enfants et veuve depuis deux ou trois ans étant de nouveau devenue enceinte et craignant un scandale aurait résolu de se faire avorter. Ayant, a-t-on dit, essayé sans résultat divers breuvages et poudres, elle se serait enfin adressée, pour la débarrasser à la femme L... qui avait dans le pays, la réputation de *défaire les garçailles*.

Le 11 novembre 1895, la femme L... était venue dans la matinée à l'auberge de la veuve V... et après quelques pourparlers

s'était enfermée avec elle dans sa chambre
à coucher. Voici d'après les interrogations
de l'inculpée, la femme L..., ce qui se serait
alors passé : les deux femmes auraient fait
dissoudre dans de l'eau chaude un peu de
sel de cuisine et du savon de Marseille et
auraient versé cette solution dans une bouteille de verre d'une contenance d'environ
75 à 80 centilitres. D'après la femme L... le
liquide occupait tout au plus la moitié de la
bouteille.

La veuve V... se serait alors introduit elle-
même, la canule d'un injecteur dans les
parties génitales étant en position accroupie
et en se servant de ses deux mains.

« Alors dit la femme L..., j'ai pris la bouteille où était le liquide ; pendant ce temps-
là la veuve s'est étendue sur le lit d'un de
ses enfants, tenant la canule avec sa main ;
quant à moi, j'ai introduit l'autre extrémité
de l'injecteur dans la bouteille et j'ai pressé
la boule pour pomper. La veuve dit aussitôt :

— Cela me fait bien de l'effet. — Je lui ai demandé s'il fallait cesser, elle ne m'a pas répondu, je n'avais pas encore pompé tout le liquide qui était dans la bouteille, mais la moitié au plus. »

La femme L... voyant ainsi la veuve V..., inanimée et sans connaissance, prend peur et appelle la fille aînée de la victime qu'elle entendait dans la salle de l'auberge, lui disait de venir soigner sa mère qui venait de tomber en faiblesse. Malgré les soins de sa fille et de ses voisines accourues à ses cris, la veuve V... ne donna aucun signe de vie, elle était morte.

L'injecteur qui aurait servi est du genre dit *Enema*, en caoutchouc jaune avec une seule boule et muni d'une canule vaginale en os à cinq trous. »

Les conclusions après l'autopsie qui démontrait le décollement des membranes, sont que :

1° La veuve V... était enceinte de 7 mois ;

2° Le décollement des membranes de l'œuf, dans la condition où il se présente ne peut guère s'expliquer en dehors d'une tentative d'avortement par injection intra-utérine d'un liquide quelconque ;

3° On ne rencontre pas de lésions anatomiques révélant d'une façon certaine la cause de la mort. Mais on peut admettre qu'elle a été le résultat d'une syncope. On sait, en effet, que la mort peut se produire par ce mécanisme sous l'influence d'excitation même légère portant sur l'utérus, et que notamment elles ont lieu au moment de manœuvres abortives semblables à celles qu'a du subir la veuve V...

Le professeur Brouardel, dit le Dr Perrin de la Touche, rapporte plusieurs cas de mort subite même à la suite de simple toucher vaginal.

A l'instruction aussi bien qu'à l'audience, la femme L... prétendait que la Ve V... s'était introduite elle-même la canule dans les parties génitales, elle lui aurait simplement expliqué comment procéder et elle aurait uniquement pressé la boule de l'injecteur pour faire pénétrer le liquide.

Dans cette même affaire, une nommée H... âgée de 22 ans, inculpée elle aussi d'avortement, a également déclaré, comme la femme L... elle-même, que la femme L... lui a donné des conseils, des instructions, mais que c'est seule qu'elle s'est fait avorter en se servant d'un injecteur analogue à celui de la V° V... Après plusieurs tentatives faites dans le courant de la même après-midi, elle aurait enfin réussi et serait accouchée dans la nuit d'un fœtus de 4 mois environ.

Le Dr Perrin de la Touche admet qu'une femme peut introduire elle-même une canule dans le col de la matrice, il cite le Dr Couillaud d'Epernay, qui a vu une femme ayant réussi à se faire avorter au moyen de ciseaux introduits sur un doigt mis dans le vagin et glissé dans le col de l'utérus. Le même médecin cite une de ses clientes, une femme qui se serait à trois fois différentes, fait avorter en s'introduisant dans le col de la matrice, le manche d'un porte-plume en bois effilé vers son extrêmité. C'est pourquoi il fut admis que la V⁰ V... avait pu très bien s'introduire la canule de l'injecteur, dans le col de la matrice « introduction facilitée par la béance extrême du col, résultant de déchirures anciennes ».

Autre observation du Dr Perrin de la Touche. — Le 21 novembre 1892 à 5 heures du soir, une jeune fille mourait dans une ferme voisine du bourg de St-E. près Rennes ; le maire de la commune, pensant qu'il y avait eu un avortement criminel, prévint le parquet, et je fus commis pour procéder à l'examen et à l'autopsie du cadavre.

Voici les seuls renseignements qu'on ait pu recueillir :

La nommée Marie L... âgée de 19 ans,

avait eu un enfant il y a environ deux ans. Depuis le 29 juin dernier, elle était domestique chez les époux B... Ceux-ci ayant cru s'apercevoir qu'elle était de nouveau enceinte, elle avait dû quitter leur service le 13 novembre.

Du 13 au 20 novembre on ne sait ce qu'est devenue cette fille.

Le 20 novembre, vers les 11 heures du soir, elle vint frapper à la porte du nommé S... cantonnier, priant de la recueillir parce qu'elle était bien malade ; elle paraissait, en effet, extrêmement faible. — Cette jeune fille se plaignait surtout de la soif, c'est à peine si elle parlait ; elle ne répondait pas même aux questions qu'on lui adressait. Je la fis coucher à la maison, dit le cantonnier, et dans la nuit elle se releva pour boire de l'eau. Il était visible qu'elle avait saigné du nez.

Le lendemain, le cantonnier, avant de retourner à son travail, la confia à des voisins qui lui firent un lit de paille dans une écurie. La femme P... remarqua alors que les vêtements de Marie L... étaient très souillés de sang, qu'elle avait dû avoir une hémorrhagie génitale très abondante et qu'elle perdait encore. Sur la route, près de la demeure du cantonnier, on trouva plusieurs mares de sang dans les endroits où la fille L... avait dû se coucher sur le bord de la route, avant d'aller demander l'hospitalité.

Chez la femme P... Marie L... ne s'est encore plainte que de la soif, à chaque instant elle demandait de l'eau à boire, on ne pouvait la rassasier; elle paraissait souffrir beaucoup. Interrogée à plusieurs fois par la femme P... si elle était enceinte, si elle n'aurait pas pris quelques drogues, elle n'a jamais voulu répondre à ces questions. Comme la jeune fille paraissait aller de plus en plus mal, on appela le médecin de l'endroit. Lors de son arrivée près de L... celle-ci était mourante ; il reconnut qu'elle était en train de faire une fausse couche, la perte s'était arrêtée spontanément. Peu de temps après Marie L... succombait, sans avoir donné aucun renseignement.

C'est en présence de ces faits que le maire de Saint-E... prévint le parquet de Rennes.

Le 23 novembre, je procédai aux constatations médico-légales.

. . . .

L'examen des organes génitaux par le toucher et au spéculum, révèle un col utérin un peu dilaté permettant l'introduction de l'extrêmité de l'index et d'où sort une jambe de fœtus qui pend dans le vagin, etc...

Conclusions. — La fille L... a vraisemblablement succombée dans une syncope provoquée par la perte considérable de sang, perdu par hémorrhagie utérine dans un début de fausse couche...

Sa mort n'ayant pu être expliquée par

d'autres recherches, le rapport conclut ainsi :
« Je suis néanmoins porté à croire que les
lésions observées à l'autopsie sont dues à
un empoisonnement et vraisemblablement
par quelque produit végétal, if ou sabine,
qui a pu ne pas laisser de traces décelables
à l'analyse chimique, étant donné qu'il a pu
s'écouler plusieurs jours entre l'absorption
de la substance toxique et la mort ».

Affaire Thomas. Relation du Dr Vibert.
« Cette affaire eut un grand retentissement
en 1892. Il y avait en effet un grand nombre
de femmes impliquées dans les poursuites.
Cent femmes environ furent retrouvées,
comme ayant été des clientes de l'avorteuse. La fille Thomas, soi-disant porteuse
de pain, vivait grassement, depuis quelques
années, des bénéfices que lui procurait son
métier d'avorteuse, dans lequel elle avait acquis une grande réputation d'habileté. Elle
avait pour amant un ouvrier carrier nommé

Floury, qui était en même temps son complice, son aide et parfois son concurrent dans l'exercice des manœuvres abortives. Tous deux firent des aveux complets. »

Le Dr Vibert dit qu'il a examiné 72 femmes qui toutes, à l'exception de 6, reconnaissent s'être fait avorter une ou plusieurs fois chez la fille Thomas.

« Le procédé employé était celui de l'injection, procédé qui du reste est de beaucoup le plus usité maintenant pour l'avortement criminel. La fille Thomas opérait toujours de la même façon. Elle se servait de ce petit injecteur vaginal que l'on voit dans la montre de toutes les boutiques d'herboristerie, et qui consiste en une boule et un tuyau de caoutchouc renfermés dans une boîte de fer blanc formant cuvette. Elle introduisait, dit-elle, la canule dans le col de l'utérus ; mais pour cela elle n'avait jamais recours au spéculum, ni même au toucher préalable. Toutes les femmes opérées con-

firment cette déclaration ; toujours la canule était portée directement et d'emblée au
fond du vagin avec une seule main ; elle
était mise en place après quelques tâtonne-
ments en général fort courts, ne durant
guère, disent les opérées, plus d'une ou
deux minutes, et ensuite l'injection était
faite soit avec de l'eau, soit avec une infusion d'une plante quelconque. »

Il est probable, ainsi que nous le verrons
plus loin, que beaucoup de femmes ainsi
opérées ont eu réellement un avortement. Il
est cependant difficile de comprendre comment la fille Thomas, en manœuvrant comme
il vient d'être dit, pouvait réussir. à placer
la canule dans l'orifice du col et à faire une
véritable injection intra-utérine. J'ai essayé
cette manœuvre sur une douzaine de cadavres
et j'avoue que, pas une seule fois, je n'ai
réussi à introduire la canule en me servant
d'une seule main.

Cependant, il semble bien qu'un grand

nombre des femmes traitées par la fille Thomas ont avorté. Il est impossible de fournir à cet égard des chiffres d'une exactitude rigoureuse. Il faut s'en tenir aux déclarations des inculpées. Or, parmi les femmes que j'ai examinées, beaucoup, alors même qu'elles ne peuvent nier s'être prêtées à des manœuvres abortives, comprenaient qu'il était de leur intérêt de ne pas avouer que l'avortement s'en était suivi ; d'autres n'avaient pas songé à rechercher si, au milieu des caillots qu'elles expulsaient, il se trouvait un petit fœtus ou quelque chose ressemblant à un œuf.

Quoi qu'il en soit, voici ce qui ressort des déclarations que j'ai recueillies. On peut évaluer à 105 ou 110 le nombre total des grossesses pour lesquelles les 72 femmes dont il s'agit ici ont demandé à la fille Thomas de les faire avorter. Sur ces tentatives d'avortement, il en est 11 qui ont incontestablement réussi, les femmes reconnaissant avoir expulsé, soit un fœtus nettement reconnaissable (dont un de 6 mois de gestation), soit *une petite boule* ou *une petite poche* remplie de liquide.

Sept tentatives ont échoué, soit que la grossesse ait continué ensuite jusqu'à son terme normal, soit que la perte sanguine ou les règles n'aient apparu que plus d'un mois après la première injection.

Les autres cas, une centaine environ, sont plus difficiles à apprécier. Ils concernent tous des femmes qui se sont fait injecter dans un délai de 8 jours à deux mois et demi après le moment où les règles avaient manqué. Ces cas peuvent être répartis en deux groupes à peu près égaux. Dans l'un, les femmes prétendent qu'après l'injection elles ont eu un écoulement sanguin ordinaire. Dans une cinquantaine d'autres cas, les femmes déclarent que l'écoulement sanguin a été beaucoup plus abondant que les règles ordinaires, souvent mélangé de caillots ou de petites peaux et surtout que cet écoulement a été accompagné de coliques, de maux de reins, qu'elles n'éprouvaient pas à leurs autres époques.

Il est bien probable que la plupart des cas de ce second groupe étaient réellement des avortements. Il est également probable qu'il y a encore eu bon nombre d'avortements dans le premier groupe...

On voit donc que, très probablement la fille Thomas faisait réellement avorter la plupart des femmes qu'elle opérait.

« Je passe maintenant à un autre point, continue le Dr Vibert : la façon dont les femmes supportaient les manœuvres de la fille Thomas.

Ces manœuvres étaient toujours assez courtes, une à cinq minutes, disent la plupart des femmes. Elles n'occasionnaient jamais de douleurs, ni pendant l'introduction de la canule, ni pendant l'injection du liquide. Cinq femmes seulement disent avoir souffert; encore deux d'entre elles ont-elles été opérées par Floury qui, trouvant lucratif le métier de sa maîtresse, voulait s'y essayer, mais y a toujours montré une grande maladresse.

Mais si l'opération n'occasionnait pas de douleurs locales, il arrivait parfois qu'elle provoquait immédiatement un état de malaise général, des troubles indiquant une perturbation profonde des fonctions du système nerveux qui, dans un cas, ont abouti à la mort de l'opérée. C'est même à l'occasion de ce décès que la justice a ouvert l'enquête qui a abouti à l'arrestation de la fille Thomas.

Ce cas de mort a fait l'objet de cette observation par le Dr Vibert :

« La fille M..., bien constituée, vigoureuse, jouissant habituellement d'une parfaite santé, sans antécédents nerveux, nous a-t-on dit, était enceinte de quatre mois et demi. Elle se confie à la fille Thomas pour se faire avorter ; celle-ci, en présence d'une autre femme, la fait coucher sur un lit, lui introduit dans les parties génitales une canule qu'elle fait pénétrer directement (toujours sans toucher vaginal et sans spéculum) dans le col de la matrice. Elle s'apprêtait à faire passer l'eau à travers cette canule en manœuvrant la boule de l'injecteur, quand la fille M... s'est plainte d'un grand malaise. Elle a glissé sur le sol, a perdu connaissance, a poussé quelques gémissements sans pouvoir parler, et est morte au bout d'un temps qui n'a pu être spécifié exactement, mais qui ne paraît pas avoir dépassé quelques minutes. »

Plus loin le rapport de Dr Vibert mentionne que sur les 72 clientes de la fille Thomas qu'il a examinées, il en est 6 qui pendant l'injection, ou quelques minutes après, ont été prises de défaillance, d'étourdissements, de vomissements, état qui a duré en général plusieurs heures pour disparaître ensuite sans laisser de traces.

« La fille W... a déjà eu trois accouchements effectués au terme normal. Au mois d'avril 1889, elle se trouvait enceinte pour la quatrième fois, de six à sept semaines. Elle s'est adressée à la fille Thomas pour se faire avorter ; celle-ci l'a fait venir chez elle quatre jours de suite, et, chaque fois, lui a fait une injection. Les trois premières n'ont occasionné aucune douleur immédiate ou consécutive. Le quatrième jour, la fille W... a ressenti pendant que la canule était en place, une douleur, assez légère d'ailleurs, mais accompagnée d'un grand malaise. Elle est sortie immédiatement et est montée dans un fiacre qui l'attendait pour regagner son domicile. Dans le trajet, le malaise a encore augmenté ; elle a vomi et a été plusieurs fois sur le point de se trouver mal. Elle a pu cependant remonter chez elle et se mettre au lit ; au bout d'une ou deux heures elle a senti que le sang s'écoulait des parties génitales, mélangé de quelques caillots. Cet écoulement a continué cinq à six jours, comme une menstruation ordinaire. Dès le lendemain de l'opération, la fille W... était complètement rétablie.

A la fin de l'année 1889, la fille W... est devenue enceinte encore une fois. Vers le troisième mois de sa grossesse, elle s'est adressée à la fille Thomas qui lui a fait une injection à trois ou quatre reprises. A la suite de la dernière manœuvre, la fille W... aurait eu, pendant quelques jours, divers troubles de la santé : étourdissements, sueurs, douleurs à l'estomac assez vives pour l'empêcher de porter un corset. Mais elle n'a pas eu de coliques utérines, ni d'écoulement sanguin, et la grossesse a continué son cours jusqu'au terme normal, sans incidents.

La fille M..., domestique, âgée de 34 ans, a déjà eu deux accouchements à terme. En septembre 1888, ayant un retard de six à sept jours, elle s'est crue enceinte et a demandé à la fille Thomas de la faire avorter. Celle-ci lui a pratiqué deux injections à une demi-heure d'intervalle. La première n'aurait occasionné aucune douleur. La seconde n'aurait pas produit non plus de douleur au moment où la canule était mise en place, ni même lorsque le liquide a été injecté. Mais, quelques minutes après, la fille M... a éprouvé des étourdissements, une grande faiblesse et a cru qu'elle allait s'évanouir. Aussitôt après l'injection, elle avait quitté la fille Thomas pour regagner son domicile, mais dans la rue elle s'est trouvée si mal à l'aise qu'elle a dû prendre un fiacre. Son malaise, auquel s'étaient ajoutées des coliques, persista toute la journée et fut assez fort pour qu'on allât chercher un médecin. Celui-ci conseilla de transporter la fille M... à l'hôpital. Elle y fut amenée, en effet, le jour même de l'opération et y resta une huitaine de jours. En y arrivant, elle fut prise d'une perte sanguine un peu plus abondante qu'au moment de ses règles.

La fille D... nie s'être fait avorter ; mais

la fille Thomas raconte qu'un jour, en présence de son complice Floury et d'autres témoins, qui certifient les faits, elle lui a fait coup sur coup deux injections. La seconde l'a rendue très malade ; elle a vomi, avait des étourdissements qui l'empêchaient de se tenir debout, et Floury a été obligé de la reconduire en voiture chez elle. Le soir du même jour elle a expulsé un fœtus de trois ou quatre mois.

La femme Ma... 32 ans, a déjà eu quatre accouchements à terme, s'est fait donner une injection alors qu'elle était en retard d'une dizaine de jours. Cette injection a occasionné des douleurs et un malaise général qui a duré toute la nuit. Le lendemain elle a reçu une seconde injection, très bien supportée celle-là, et qui a été suivie, au bout de quelques heures, du retour des règles.

La fille L... s'est fait avorter à plusieurs reprises et à chaque opération, au dire de la fille Thomas et de Floury, elle a éprouvé de grands malaises.

Dans tous les cas, les choses se sont passées à peu près de la même façon. Il est à noter seulement que le reflexe est plus ou moins rapide ; chez la fille M... il a débuté au moment même de la pénétration de la canule, chez d'autres c'est pendant l'injection du liquide, et chez d'autres enfin quelques minutes après celle-ci. (*Annales d'hygiène et de médecine légale* 1893).

XI

CONCLUSION

Dans son traité des maladies des femmes
Hippocrate dit :

« L'avortement est bien plus dangereux
que l'accouchement, car on ne parvient
à détruire le produit de la conception que
par des moyens violents, soit qu'on emploie
des drogues ou des breuvages, soit qu'on
ait recours à des moyens mécaniques, ou
a tout autre espèces de procédés. Or la
violence est funeste, d'autant que ces pratiques risquent fort de lacérer la matrice
ou de l'irriter jusqu'à l'inflammation.

Table des Matières

VI

VII

VIII

IX

X

XI

FIN DE LA TABLE DES MATIÈRES

CATALOGUE GÉNÉRAL

DE LA

LIBRAIRIE P. FORT

L. CHAUBARD, Successeur

19, Rue du Temple, PARIS (IV°)

OUVRAGES DOCUMENTÉS

ET D'UNE RENOMMÉE UNIVERSELLE

SUR LA PROSTITUTION

PAR LE

Docteur PARENT-DUCHATELET

MEMBRE DE L'ACADÉMIE DE MÉDECINE
MÉDECIN EN CHEF DE LA PRISON SAINT-LAZARE

PREMIER VOLUME :

LA PROSTITUTION A PARIS

Étude impartiale faite sous le triple rapport de la Santé publique, la Morale, l'Administration, et appuyée de nombreux documents puisés dans les archives de la Préfecture de Police.

Nouvelle édition du célèbre ouvrage de PARENT-DUCHATELET, son chef-d'œuvre, forme un beau et fort volume (in-18 jésus).

Prix...................... 2 fr. 50

DEUXIÈME VOLUME

VÉNUS DEVANT ESCULAPE

LA SYPHILIS

ET LES AUTRES MALADIES VÉNÉRIENNES

CHEZ LES PROSTITUÉES DE PARIS

Prix................ 2 fr. 50

TROISIÈME VOLUME

PAR [J]

Docteur GRANDIER-MOREL, ancien Médecin de la Marine.

LE PÉLERIN DE CYTHÈRE
VOYAGES D'ÉTUDE PHYSIOLOGIQUE
CHEZ LES PROSTITUÉES DES PRINCIPAUX PAYS DU GLOBE

Extraits et résumé de la relation encore inédite des voyages
effectués de 1885 à 1897, autour du monde par l'explorateur V. GUILBERT DE PRÉVAL
recueillis et publiés avec son autorisation

Prix........................... 2 fr. 50

QUATRIÈME VOLUME

LA PROSTITUTION
A TRAVERS LES AGES

Par le Dr CAUFEYNON
Ancien médecin sanitaire aux Colonies.

SPÉCIALITÉS MÉDICALES

Dr NICOLAS VENETE

TABLEAU DE L'AMOUR CONJUGAL

Ouvrage unique traitant voluptueusement de l'amour dans le mariage. Ce livre ultra-passionnel, illustré hors-texte de nombreuses et splendides planches en simili-gravure, relatives à l'homme et à la femme unis par l'hymen des chairs, renferme en ses 400 pages de texte compact tous les secrets les plus intimes et les plus suggestifs de la vie conjugale. Œuvre sans précédent, ce Tableau vivant de la passion charnelle, est le guide indispensable de tous les amants vrais de nature. Envoi franco discret et clos, sous couverture allégorique en couleurs et emboîtage spécial, contre mandat ou bon-poste de 4 francs.

La procréation à volonté des filles et des garçons, suivie de la Fécondation artificielle et de l'Ami des jeunes femmes, par le Dr CAUFEYNON. Ouvrage contenant des instructions claires et précises sur les moyens que les jeunes femmes doivent employer

Le Mal d'amour, contagion, préservatifs et remèdes. 3ᵉ édit. 1 vol. de 404 pages et 112 observations............ 3 fr. 50

Epuisement nerveux génital (Neurasthénie sexuelle), signes et dangers, hygiène et traitement, avec 152 observations et une planche .... 3 fr. 50

L'Onanisme. Les maladies produites par la masturbation, par Tissot, docteur-médecin. 1 vol. in-18............. 2 fr .

Traité pratique des Maladies des voies urinaires et des organes générateurs de l'homme, par le docteur Em. Jozan, 21ᵉ édition refondue, illustrée de 355 fig. d'anatomie et 16 planches chromolithographiques, 29 fig. 1 vol. in-18.... 5 fr. »

Traité complet des Maladies des femmes, par le même, illustré de 205 figures d'anatomie. 9ᵉ édition. 1 volume in-18.................................. 5 fr. »

D'une cause fréquente et peu connue d'épuisement prématuré. Traité pratique des pertes séminales, choix d'observations de guérisons, par le même. 9ᵉ édition. 1 volume in 18.................................. 5 fr. »

La Médecine de la Génération, par le Dr Virey. Étude sur les maladies vénériennes dans le mariage, les fonctions de la copulation légale, la virginité, l'onanisme, les pollutions involontaires et l'impuissance. 1 vol. in-18............ 3 fr. 50

BIBLIOTHÈQUE POPULAIRE
Des Connaissances médicales

OUVRAGES DU Dr CAUFEYNON

Collection à 1 franc le volume
Envoi franco de chaque volume contre 1 fr. 25

1. La Blennorrhagie.	11. Perversion sexuelle.
2. La Syphilis.	12. La Virginité.
3. L'Onanisme chez l'Homme.	13. L'Hystérie.
4. La Masturbation chez la Femme.	14. L'Hypnotisme.
5. La Pédérastie.	15. La Folie érotique.
6. L'Amour et l'accouplement.	16. La Prostitution.
7. La Procréation.	17. Hygiène et Régénération.
8. La Menstruation.	18. L'Avortement.
9. Impuissance et stérilité.	19. Les Morphinomanes (Fumeurs d'opium).
10. L'Hermaphrodisme.	20. Le mariage et son hygiène.

Tous ces traités sont complets en un seul volume.

Rauzat-us-Safa, ou *le Jardin de Pureté,* constituant la Bible de l'Islam (ne pas confondre avec le Coran), histoire sainte selon la foi musulmane, autre livre secret de théologie musulmane, exclusivement réservé aux prêtres de la religion de Mahomet, par MIRKHOND, auteur sacré de la Perse, traduit par E. LA-MAIRESSE. Beau vol. in-8 grand raisin de 360 pages. 6 fr. »

Mœchialogia. Théologie catholique. Morale matrimoniale, par un ancien chanoine. Un beau volume in-8 raisin de 406 pages...................................... 6 fr. »

Envoi recommandé de chaque volume contre mandat-poste de 7 francs; les 5 volumes ensemble FRANCO : 30 francs pour la France; 32 francs pour l'Etranger.

ROMANS DE MŒURS ET D'AMOUR

Amours d'Apaches, roman de la basse pègre, par Alphonse GALLAIS dit « le Gustave AIMARD des Jungles parisiennes ». Ouvrage sensationnel où sont analysés des types sinistres, tel Charlot le Grêlé, qui terrorisent et ensanglantent les nuits de Paris. Trente dessins réalistes du fin observateur V. SPAHN et une couverture en couleurs du maître GOTTLOB encadrent superbement cette œuvre vécue, d'un intérêt puissant et inoubliable. 1 beau volume .... 3 fr. 50

Mémoires d'une fille de joie, par Alphonse GALLAIS. 1 vol. illustré de nombreux dessins de Jean BARAL....... 3 fr. 50

La plus curieuse des études touchant la vie des prostituées, roman stupéfiant relatant des épisodes souvent non croyables quoique vécus. Tout le monde frémira au narré des aventures de Marie l'Amuseuse et chacun sera bouleversé par les exploits de Coco-Maboul, type digne de figurer dans la Bible Infernale. Toutes les étreintes sont évoquées, du frisson lesbien au pire des sadismes

La Foule en Rut (*L'Idole Rouge*), par Louis BESSE, le chef-d'œuvre de l'écrivain. Etude approfondie du vice dans le peuple et dans le monde. Incidents suggestifs, intrigue remplie de surprises et de coups d'audace. 1 fort volume, très belle édition illustré de nombreux dessins, couverture en couleur. 3 fr. 50

La Débauche, par Louis BESSE, puissante étude des mœurs parisiennes, intrigue captivante et dénouement saisissant. Nouvelle édiion. Détails inédits sur les milieux du vice. Curieuses révélations. Un fort volume superbement illustré.... 3 fr. 50

Les Amours de Napoléon III, mémoires justement célèbres de Marguerite BELLANGER, sa maîtresse........... 3 fr. 50

Amours et Aventures de Casanova, nouvelle édition en un vol. illustré; belle impression; gravures artistiques. 3 fr. 50

Il ne s'agit pas ici d'un roman, mais des mémoires authentiques d'un aventurier des plus fameux. C'est une vie d'extravagances libertines, dont le récit jette un jour étrange sur une époque presque aussi dissolue que le temps des Tibère et des Héliogabale. Joueur et spadassin, Casanova avait auprès des femmes des qualités étonnantes, a dit Jules Janin ; il les aimait toutes, en roulant de vice en vice, et souvent côtoyant le crime. Don Juan malgré sa liste célèbre de conquêtes, est terriblement dépassé par ce drôle cynique, parasite d'une société pourrie. Ses MÉMOIRES sont un vrai document.

L'Amour à Paris, par Jules DAVRAY, un volume in-18 de 220 pages avec 20 dessins de L. VALLET de la *Vie Parisienne*, de José ROY et de FORAIN. Curieux volume, donnant dés aperçus inconnus sur la vie des femmes galantes à Paris, couverture illustrée et coloriée.................................... 3 fr. 50

L'Armée du Vice, par Jules DAVRAY, un volume in-18 jésus, illustré de nombreux dessins par nos meilleurs artistes. Superbe volume de l'auteur de l'*Amour à Paris*, donnant tous les renseignements sur le vice et ses pratiques, ses prêtres et ses prêtresses, documents rares et inédits.......... 3 fr. 50

Madame Mathurin, par Jérôme MONTI. Ce volume est publié sous le titre de *Maîtresse d'Ecole*. Œuvre de haute valeur littéraire, et a été poursuivie devant la Cour d'assises de la Seine et acquittée. Un curieux volume de mœurs........ 3 fr. 50

Miserere, par Jérôme MONTI. Un beau vol. 276 pages, illustré de nombreux dessins..................................... 3 fr. 50

L'Arrière Boutique, par Georges BRANDIMBOURG, roman de mœurs parisiennes, couverture de REDON, belles illustrations de JACQUES et D. MULLET..................... 3 fr. 50

Croquis du Vice, par G. BRANDIMBOURG. Ce beau volume dont la couverture est de STEINLEN, contient en outre une composition de HEIDBRINCK. Nombreuses illustrations par RADIGUET, D'ESPAGNAT et D. MULLET..................... .... 3 fr. 50

Les Amours du Chevalier de Faublas, l'immortel chef-d'œuvre de LOUVET DE COUVRAY. Réimpression complète conforme à l'édition de 1787. Illustré de nombreux dessins inédits. couverture en couleurs. Complet en 3 vol. Ensemble..... 3 fr. »

Cœur immolé, par Louis LATOURRETTE. Un magnifique volume de luxe; illustré de 4 lithographies hors texte, couverture illustrée de Jack ABEILLÉ........................... 3 fr. 50

Marchande d'Amour, *Maison Rosine*, par Jean BRUNO. Roman d'études initiant les lecteurs aux mystères des maisons de rendez-vous; beau volume inédit de 252 pages, illustré de nombreux dessins de Léon ROZE; couverture en couleur de Victor SPAHN.................................... 3 fr. »

Les Enfants d'une Gueuse, *Maison Rosine* (suite de *Marchande d'Amour*), par J. BRUNO. Roman tragique de mœurs réalistes, illustré de 30 dessins inédits de Léon ROZE; couverture illustrée en couleur.................................. 3 fr. 50

Les Vierges fin-de-siècle, par Jean BRUNO. Un beau volume de 370 pages, couverture en couleur par LAGARRIÈRE. 3 fr. 50

Le Fils de l'Assassin, par Auguste VILLIERS. Un volume in-18, couverture illustrée coul., 30 dessins; 288 pages.... 3 fr. 50
Roman moral et philanthropique, offrant un moyen de relever et de protéger les enfants des condamnés.

Minette (*Histoire d'une jeune fille sage*). Titre chaste, illustrations plus que drôles.................................. 3 fr. 50
> Cette belle Minette est une héroïne à la Paul de Kock. Elle se tire fort adroitement d'un tas d'aventures burlesques et galantes et arrive à l'honnêteté conjugale fièrement, ainsi qu'un bon jeune homme ayant jeté sa gourme. On ne recommande pas ce livre aux jeunes filles à marier (il y en a beaucoup qui le trouveraient trop naïf).

Les Reines du Trottoir, par Aug. VILLIERS et A. DEVANJAZE, curieuse et attachante étude sur la prostitution, les bas-fonds de Paris, et les repaires de souteneurs. Un beau volume de 252 pages, illustré de 30 dessins et 15 en-tête de chapitres et culs-de-lampe par LACARRIÈRE et JOANÈS, avec couverture coloriée.. 3 fr. 50

Messieurs les Alphonses, (suite aux *Reines du Trottoir*), des mêmes auteurs; récit impressionnant sur les meurtres, vols et guet-apens commis par les souteneurs et les filles. Etude de mœurs réaliste. Un superbe volume de 276 pages. illustré de plus de 30 dessins de nos meilleurs artistes, avec couverture illustrée et coloriée..................... 3 fr. 50

Reine de joie, par Victor JOZE, mœurs du demi-monde. Etude parisienne. Un beau volume in-18 jésus illustré de nombreux dessins, couverture en couleur de JACK ABEILLÉ.... 3 fr. 50

Fleur de Chair, par Frédéric DARGENTHAL, un beau volume de 252 pages, illustré de nombreux dessins inédits. Roman de mœurs. Aventures mouvementées d'une paysanne devenue cocotte. Scènes de la vie parisienne; couverture illustrée et coloriée.. 3 fr. 50

La Jolie Faubourienne, par Charles BÉRARD, beau volume de 252 pages, illustré de douze compositions et de nombreux dessins inédits................................... 3 fr. 50

L'Amour en Visite, par Alfred JARRY, roman d'aventures amoureuses. illustré de nombreux dessins hors texte, couverture en couleurs de D. MULLET.......................... 3 fr. 50

Les Prostituées du Trône, grand roman historique de cape et d'épée, par Emile LAUMONT....................... 3 fr. 50

Les trois Cocus, roman comique, par Léo TAXIL. Nouvelle édition, illustrée de 281 dessins des plus amusants par le célèbre caricaturiste PÉPIN. Beau volume de 400 pages...... 3 fr. 50

L'Amour et les Baisers, par Pol DE SAINT-MERRY, un beau volume illustré de nombreux dessins, couv. en coul. 3 fr. 50

La femme et l'épouse, par Pol DE SAINT-MERRY, beau volume illustré par Jean Baral, couverture en couleur..... 3 fr. 50

Charmeuses de cœurs, par Pol de SAINT-MERRY, un beau vol. illustré par G. CHAMONIN. Couverture en couleur 3 fr. 50

Une Inassouvie, par Antonin RESCHAL. Roman de mœurs parisiennes, illustration de Ch. de VÉLAN et POULBOT, couverture en couleur de JACK ABEILLE. Un beau vol. de 252 pages (41e édit.)... 3 fr. 50

Le Vice en Algérie, par Marcel DEBIEFS. Un volume illustré
de nombreux dessins de CLAVERIE, couv. coloriée...... 3 fr. 50
Curieuse étude de mœurs civiles et militaires de l'Algérie contemporaine.

Le Désir, par Georges ROUXEL. Roman de mœurs. 1 volume
in-18 illustré par Henri POUBLAN.................. 3 fr. 50

Franc-Cœur, par Ange REBELLE. Un volume, avec illustrations
d'Alphonse GALLAIS..................... 3 fr. 50

La Jolie Cigarière, par Marc MARIO. Grand roman de drame
et d'amour, illustré de nombreux dessins. Couverture en couleurs.................................... 3 fr. 50

Institution des Demoiselles, par Albert CIM, roman de
mœurs parisiennes .... 3 fr. 50

La Débauche à Paris, par Jean de MERLIN. Curieuse étude de
mœurs sur les maisons de plaisirs, refuges de la haute et basse
pègre, filles de joie et souteneurs, un beau volume. 3 fr. 50

La Cantharide, par V. JOZE, roman de mœurs franco-améri-
caines; couverture en couleur de Jack ABEILLÉ.... 3 fr. 50

Paris-Gomorrhe, mœurs du jour, par Victor JOZE, dessins de
Jack ABEILLÉ, Paul BALLURIAU, Georges EDWARD, LUBIN DE
BEAUVAIS, Luc LEGUEY, MALATESTA, Maurice NEUMONT, D. GA-
LOP, couverture en couleur..................... 3 fr. 50

Les sœurs Vachette, par Victor JOZE. Grand roman de mœurs
parisiennes. Un beau volume de 288 pages orné de nombreuses
illustrations.......................... 3 fr. 50

L'Amour à Berlin (Babylone d'Allemagne), par Victor JOZE.
Un beau volume illustré de nombreux dessins de BAC, LUBIN
DE BEAUVAIS. Couverture en couleurs de Toulouse LAU-
TREC............................... 3 fr. 50

La femme à passions, par Victor JOZE, roman naturaliste de
mœurs parisiennes..................... 3 fr. 50
Ce roman est une étude très réaliste sur une femme de quarante ans
dévorée par la passion ; c'est une étude de pathologie amoureuse que nous
recommandons spécialement.

La petite Nana prostituée, par Jean JACQUES-SOLEIL, roman
passionnel. Un beau volume in-18 jésus, illustré par Georges
REDON. Couverture en couleur.................. 3 fr. 50
Ce curieux ouvrage présente une très suggestive étude du monde des filles
et des bas-fonds parisiens. C'est le livre de toutes les femmes, vibrant tour
à tour de passions charnelles et de dévouements superbes, au sein de la
pire débauche.

Cabotines d'Amour, par Lucien DESTEOLLE, récits intéressants
lestement contés et simplement exposés, initiant le lecteur à
la vie d'une balerine de café-concert. Un beau volume in-18
jésus de 252 pages, orné de nombreux dessins de LACARRIÈRE,
ROB-ROY et ROCHER, couverture illustrée et coloriée. 3 fr. 50

Les Mémoires d'une Chaise longue, par Victorien du
SAUSSAY. Illustré de nombreuses compositions de CONRAD.
La chaise longue d'un débauché dévoile ce qui se passe dans

la garçonnière où le hasard l'a placée. C'est un défilé d'une fantaisie audacieuse et d'une légèreté capricieuse de toutes les femmes qui fréquentent les sanctuaires d'amour d'un jeune célibataire... 3 fr. 5(

Je suis belle, par Victorien du Saussay, roman passionnel illustré par Robert Dupont, d'après les photographies de Reutlinger et P. Nadar.

Toutes les femmes. Tome I : *Femmes d'Europe*, par A. Vignola Illustré de 100 études académiques dessinées d'après nature par l'auteur (couverture en couleur). Prix net...... 3 fr.

Toutes les femmes. Tome II : *Femmes d'Orient et d'Afrique* A. Vignola. Illustré de 100 études académiques dessinées d'après nature par l'auteur (couverture en couleur). Prix net. 3 fr.

Chairs épanouies, beautés ardentes. Roman voluptueux, par V. du Saussay, illust. par Maurice Neumont. Prix net. 3 fr.

Vierges en fleur. Roman extra-passionnel, par René Emé illustré par Jack Abeillé, couv. en couleur. Prix net. 3 fr.

Jeune fille avec tache, par Victorien du Saussay, roman passionnel illustré de près de 100 gravures obtenues par photographie d'art *d'après le modèle vivant*......... 3 fr.

La suprême Etreinte, par Victorien du Saussay, roman passionnel orné de nombreuses illustrations photographiques *d'après nature*................................... 3 fr.

Amants féminins, par Adrienne Saint-Agen. Roman de mœurs étranges, orné de nombreuses illustrations........ 3 fr.

La Vierge de Sedan, roman passionnel, orné de nombreuses illustrations suggestives, par L. Lacault.......... 3 fr.

Tout en volupté, par Georges de Lys. Ouvrage de grand luxe orné de 24 planches hors texte, illustrées par L. Lacault tirées en *taille douce*................... 3

La Vieille Marcheuse, par Emile Brun. Roman passionnel illustré...................................

L'Amante du Faune, par Apulée. Ouvrage de luxe grand format orné de 24 planches hors texte, illustrées par la photographie d'après nature et tirées en phototypie sur carte de hollande. Texte tiré sur simili Japon............. 3 fr.

Nuit de Fête, par Félicien Champsaur. Ouvrage de luxe grand format, orné de 80 illustrations en couleurs. Splendide couverture de Bottini en 5 couleurs.................. 3 f.

Les bas-fonds du crime et de la prostitution, par M. J. ancien inspecteur principal de la Sureté. Un beau volume illustré.. 3 fr

Ce livre contient les documents les plus authentiques sur l'armée, crime et sur la prostitution dans tous les quartiers de Paris, depuis Bois de Boulogne jusqu'aux plus sinistres bas-fonds. C'est une lecture instructive et passionnante.